U0251403

孕期控糖
大作战

妊娠期糖尿病
生活指南

Paul Grant ｜ 著

梅劼 刘睿倩 ｜ 主译

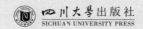

四川大学出版社
SICHUAN UNIVERSITY PRESS

Copyright@Paul Grant2016

First published in Great Britain in 2016 by Sheldon Press

四川省版权局著作合同登记图进字 21-24-201 号

图书在版编目（CIP）数据

孕期控糖大作战：妊娠期糖尿病生活指南 ／（英）
保罗·格兰特（Paul Grant）著；梅劼，刘睿倩主译.
成都：四川大学出版社，2024.10. -- ISBN 978-7
-5690-7325-6

Ⅰ．R714.256

中国国家版本馆 CIP 数据核字第 2024H0S767 号

书　　名：孕期控糖大作战：妊娠期糖尿病生活指南
　　　　　Yunqi Kongtang Dazuozhan: Renshenqi Tangniaobing Shenghuo Zhinan
著　　者：［英］保罗·格兰特（Paul Grant）
主　　译：梅　劼　刘睿倩

选题策划：龚娇梅
责任编辑：龚娇梅
责任校对：倪德君
装帧设计：张丽斌
责任印制：李金兰

出版发行：四川大学出版社有限责任公司
　　　　　地址：成都市一环路南一段 24 号（610065）
　　　　　电话：（028）85408311（发行部）、85400276（总编室）
　　　　　电子邮箱：scupress@vip.163.com
　　　　　网址：https://press.scu.edu.cn
印前制作：四川胜翔数码印务设计有限公司
印刷装订：成都市新都华兴印务有限公司

成品尺寸：130mm×185mm
印　　张：6
字　　数：94 千字

版　　次：2024 年 10 月 第 1 版
印　　次：2024 年 10 月 第 1 次印刷
定　　价：38.00 元

本社图书如有印装质量问题，请联系发行部调换

扫码获取数字资源

四川大学出版社
微信公众号

生孩子是女性能经历的最神奇、最特别、最紧张的体验之一。这段经历可能会让她们感到筋疲力尽、害怕和奇怪，准妈妈有时会发现自己突然从喜气洋洋转变为泪流满面。

在身体和精神的双重压力之下，糖尿病的诊断可能会给准妈妈们带来惊吓。妊娠期糖尿病（Gestational Diabetes Mellitus，GDM）在女性怀孕的整个阶段都可能存在；然而，它的影响往往没被充分认识和理解。直到最近几年，现代医学仍没有满意的检测或治疗方法。据估计，妊娠期糖尿病影响了全球15%的孕妇（仅在印度，估计就有400万女性患有妊娠期糖尿病）。此外，还有很多著名女性也有类似经历。

幸运的是，我们现在生活在一个医疗行业和公众对妊娠期糖尿病了解更多的时代。医护人员可以很容易地对糖尿病进行筛查，并且专门设立了产前门诊，以便对妊娠期糖尿病准妈妈进行细致周到的管理。

如果你最近被诊断为妊娠期糖尿病，或者你的伴侣或亲属有这种情况，这本书将会告诉你，你并不孤单。通过正确的认识、生活方式的改变和自我管理，妊娠期糖尿病将不再神秘。本书是由一系列简单而全面的问题和答案构成的，这些问题和答案与妊娠期糖尿病的许多方面有关，并且可能在孕期反复出现。记住，被诊断出来是件好事。尽管这需要额外的时间和精力来控制你的血糖水平，但这对准妈妈和宝宝的健康而言都是值得的。

这本书基于妊娠期糖尿病管理门诊和长年成功的多学科诊疗经验编写而成，产科医生、助产士、糖尿病专科护士、糖尿病学家和营养师共同致力于此项工作，并分享对妊娠期糖尿病准妈妈的护理方法。在此谨向布莱顿、牛津、坦布里奇维尔斯及盖伊和圣托马斯医院的团队表示衷心的感谢和敬意。

阅读这本书你需要知道的医学术语

很多时候，医生们所使用的医学术语都是晦涩难懂的。在获得医学学位期间，医生们会学习20000至30000个全新词汇，这种情况并不罕见，大致相当于学习两种新语言的词汇量。因此，当医生、护士及助产士与我们沟通时，我们可能会出现困惑和误解，这并不奇怪。以下是妊娠期糖尿病领域中常见的医学术语，了解以下术语能更好地帮助你了解本书的内容。

※ **四维（4D）超声**：一种可以提供更多细节和显示胎儿运动的新型超声技术。

※ **产前**：与胎儿出生前或母亲怀孕期间以及与怀孕有关的任何事情。

※ **血糖水平（BM）**：血糖水平以曾生产血糖检测试纸的Boehringer Manheim 公司而命名，有时也称为

CBG（参见CBG）。

※ **剖宫产**：一种接生婴儿的方法，是一种需要在下腹部做一个切口，以便将胎儿取出的外科手术。

※ **碳水化合物**：指的是食物中的糖和淀粉，可在体内分解为葡萄糖，并用于机体的能量供应、生长和修复。

※ **末梢血糖（CBG）**：指的是对手指指尖的小血管（或毛细血管）进行穿刺后获取血液样本检测血糖。

※ **胎心监护仪（CTG）**：一种通常用松紧带绑在孕妇肚子上的传感装置，助产士可以借助其在孕妇分娩期间监测胎儿的心跳。

※ **糖尿病**：一个常用来描述血液中糖分（或葡萄糖）过多的术语，这并不意味着你在饮食中摄入了太多的糖，而是表明你的机体很难将血糖控制在正常水平，这主要是由于机体内没有分泌足够的胰岛素或是机体对胰岛素的作用产生了抵抗。

※ **糖尿病专科医生**：指在诊治糖尿病患者方面受过特殊培训并有经验的医生。

※ **空腹**：在一段时间内禁饮禁食，或特指餐前时间，如"午餐前空腹血糖水平正常"。

※ **G-6-PD缺乏症**：一种全称为"葡萄糖-6-磷酸脱氢酶缺乏症"的红细胞疾病。

※ **妊娠期**：从受孕后至胎儿出生前的一段生理时期。

※ **升糖指数（GI）**：指的是含碳水化合物的食物对机体血糖水平影响程度的分级，范围从0至100，纯糖的GI值为100。

※ **血糖仪**：一种血糖检测仪器，通常是一种由数字仪表组成的小型手持设备；操作者将一滴血液放置在测试条上，并把其插入仪器中，仪表上将显示出血糖测量值。

※ **糖化血红蛋白（HbA1c）**：糖化血红蛋白，可用于衡量长时间内的血糖控制水平。

※ **高血糖症**：高血糖可能会影响到未出生的胎儿，并且高血糖症患者可能出现易怒、口渴、排尿频率增多及视物模糊等不适症状。

※ **低血糖症**：低血糖时患者可能会出现饥饿、困倦和头晕等不适症状。

※ **引产**：诱发孕妇分娩的行为。

※ **胰岛素**：是一种重要的激素或化学信使，它通常会促使血液中的葡萄糖被吸收进肌肉或大脑中发挥作

用（供能）；当人体不能产生足够的胰岛素时，可以通过人工合成的胰岛素进行补充。

※ **胰岛素抵抗**：指由于胰岛素的无效作用，导致机体无法充分处理高血糖水平。

※ **巨大儿**：指一个婴儿过重，通常指婴儿出生体重超过4千克。

※ **产科**：与怀孕、分娩及其相关过程有关的学科。

※ **妊娠期肝内胆汁淤积症**：是一种有明显地域和种族差异的妊娠期并发症，这种情况在怀孕期间特发。

※ **产科医生**：接受过如何关心和照顾孕妇及分娩等专业培训的医生。

※ **口服葡萄糖耐量试验（OGTT）**：一项专门用来观察机体如何处理一定量葡萄糖的"激发性"测试。

※ **羊水过多**：指的是子宫内胎儿周围的羊水量过多，这可能由多种病因引起，其中妊娠期糖尿病是常见的原因；羊水过多由超声即可做出诊断，其严重程度取决于子宫内羊水量的多少。

※ **餐后**：指用餐后的时间；对于妊娠期糖尿病患者而言，这通常指进食后1小时，如"餐后血糖值较高"。

※ **子痫前期**：为妊娠期高血压疾病中的一个类型。

※ **早产**：指婴儿在预产期前3周以上出生；一般情况下指妊娠时间少于37周（整个妊娠时长为40周或9个月）。

读者须知

　　这不是一本专业医学书籍，也不能取代你获得的医生的建议。如果你认为你有书中描述的任何症状，或者你认为你可能需要医疗帮助，请及时就诊。

目 录

第一章 了解妊娠期糖尿病

▣ 它到底是什么？为什么我是糖尿病患者？

伊丽莎白和她的丈夫乔恩非常开心。因为他们经过几个月的备孕后伊丽莎白怀孕了。在孕早期的孕吐反应得到缓解，以及12周时的超声检查没问题以后，他们开始将怀孕的好消息告诉所有的家人和朋友。小两口开始制订家庭计划，小心谨慎地购买护理婴儿的设备，并讨论购买哪种婴儿车。

社区医院的助产士克莱尔非常乐于助人，她向伊丽莎白介绍了怀孕期间需要进行的所有常规检验和检查。因为有朋友在怀孕和分娩过程中有过不好的经历，伊丽莎白起初对怀孕和分娩这两件事相当焦虑，

但克莱尔的介绍减轻了她的恐惧。伊丽莎白身体健
康，到目前，她从未进过医院。克莱尔同她谈论了孕
期出现各种问题的风险，并为她安排了各种血液检验
及相关的检查。伊丽莎白确信家庭成员中没有人出现
过重大的医疗问题，但母亲陪同她向助产士咨询时说
到，家里有几位有糖尿病病史的近亲，在最近还生了
几个巨大儿，伊丽莎白同父异母的妹妹凯特就是其中
之一。鉴于有此家族史，克莱尔认为进行妊娠期糖尿
病（Gestational Diabetes Mellitus，GDM）筛查对伊莉莎
白是很有必要的，并安排对她进行相关检查。

什么是妊娠期糖尿病？

在怀孕期间，人体会经历许多变化，伴随胎儿在
体内生长，其带来的重要需求对母体来说是巨大的代
谢压力。葡萄糖是为人体生长提供能量的能源物质
（一种主要来自我们饮食中碳水化合物的糖），这个过
程受到身体的严格控制，从而身体内的葡萄糖水平在
一定的范围内受到良好调节。正常情况下，有助于控
制血液中葡萄糖水平的激素为胰岛素，这是一种化学

信使，它使葡萄糖被吸收到身体的细胞和组织中并发挥"供能"作用。稍后的章节中将详细介绍这个问题。

糖尿病是指血液中的葡萄糖水平高出正常范围太多，而身体无法处理的状态。在孕妇中，这种情况最常发生在妊娠28周左右，它可能会对生长中的胎儿、母亲和整个怀孕过程产生不良影响。

这是不是意味着我吃了太多糖?

不！葡萄糖是一种为身体提供动力的重要能源物质，来自我们食物中的碳水化合物（如大米、面条、面包和土豆）。血液中葡萄糖水平高出正常范围并不一定意味着你在饮食中摄入了太多的糖，只是意味着身体无法将血糖水平控制在正常范围内，这就是妊娠期糖尿病的本质。这很可能是因为身体分泌的胰岛素不足以满足你的需求，或者怀孕本身以及其他重要激素的释放导致你的身体对胰岛素的作用产生了抵抗。有妊娠期糖尿病的准妈妈最重要的是要认识到，不应将妊娠期糖尿病的发展归咎于自己，有了正确的支持和动力，妊娠期糖尿病带来的挑战就可以迎刃而解。

▣ 为什么我要做妊娠期糖尿病检查?

　　现代妊娠期护理体系基于降低母婴风险而建立。近几年,人们已经认识到许多因素会增加妊娠期糖尿病发生的风险。因此,医护人员接受了相关培训,以识别妊娠期糖尿病的早期表现和可能增加妊娠期糖尿病发生率的潜在危险因素。正是在这个基础上,提出了个体化检测。在英国,对于哪些女性应该接受妊娠期糖尿病的检查,通常有明确的指导。包括:

- 有糖尿病家族史的女性(尤其是近亲);
- 既往有妊娠期糖尿病史或有巨大儿生育史;
- 某些种族群体中的女性,如非洲裔加勒比人、东南亚人、中东人;
- 超重的女性,通常是体重指数(body mass index, BMI)超过30kg/m^{2}的女性。

　　准妈妈可能会在第一次产前就诊时接受妊娠期糖尿病的筛查预约,该预约将在你妊娠的第8~12周进行。此时，你的医生会评估你患妊娠期糖尿病的风险。他们会询问任何已知的危险因素，比如你是否有糖尿病家族史。如果你有其中任何一项危险因素，你将进行血液检测来评估你的血糖水平。

妊娠期糖尿病是如何诊断的？

诊断妊娠期糖尿病的金标准是一种被称为口服葡萄糖耐量试验（OGTT）的特殊试验。最好在妊娠24～28周时进行检测，如果患者之前患有妊娠期糖尿病，则应在怀孕早期进行检测。

这是一种"激发性试验"，用于评估身体对特定量葡萄糖刺激的反应如何——在这种情况下，糖水中正好含有75克葡萄糖。在测试开始前，你需要查血以了解基线血糖水平（当你空腹，也就是什么都不吃的时候），然后服用糖水，你必须在接下来的2小时内静坐或相对放松（以避免检测结果失真）。在1小时、2小时结束时，各进行一次血糖检测，并与空腹血糖

---

① 原文这里是助产士或全科医生。

值做比较，以了解身体对大量葡萄糖负荷的处理能力如何。

当一个人空腹时，血糖的正常范围为3.0~5.0mmol/L，而在进食后，血糖的正常范围为5.0~7.0mmol/L。进食后血糖轻微升高是很自然且正常的，且每个人血糖水平都略有不同。传统定义上，根据OGTT诊断妊娠期糖尿病的血糖界限值为7.8mmol/L。如果试验在没有干扰的情况下正确进行，则2小时血糖检测值低于7.8mmol/L表明血糖正常（没有糖尿病），高于7.8mmol/L则符合妊娠期糖尿病的诊断。这似乎是一个相当武断的界限值，但这个值之所以如此严格，是因为在这种程度的葡萄糖不耐受情况下，孕期发生相关并发症的风险显著增加。

一些检测不应用于诊断妊娠期糖尿病，其中包括：尿糖测量、空腹血糖和随机血糖测量。但仍有部分地区使用一种易于进行的筛查测试方法——"葡萄适功能饮料测试"（Lucozade test）。

葡萄适功能饮料测试

这是一个能测出你是否有发生妊娠期糖尿

病风险的筛查试验，需要在你的医生的指导下进行。

◎你会被要求喝一小瓶原汁原味的葡萄适功能饮料。

◎你需要量出275ml，然后马上喝完。

◎喝了饮料1小时后，你将进行血液测试，以测量你的血糖水平。

◎在这1个小时里，除了小口喝水，你不应该再吃其他东西。

如果测试结果正常，则表明你患妊娠期糖尿病的风险很低，不再需要做任何其他检测。如果检测结果高于标准，说明你患妊娠期糖尿病的风险高，建议你继续进行正式的OGTT。

如果我不想做妊娠期糖尿病检测呢？

如果你不愿意接受妊娠期糖尿病检测，你不一定必须要做。然而，如果你具备一个或多个高危因素，

OGTT将是最标准的检测方法，并且没有其他可靠的方法可用于判断你是否患有妊娠期糖尿病。如果你因为不知道自己患有糖尿病而错过最好的治疗，那将是一件很遗憾的事，尤其是当有这么好的治疗方法时。而未经治疗的妊娠期糖尿病患者可能会遭遇严重的问题。

妊娠期糖尿病在诊断时会出现错误吗？

OGTT是一个很好的检测妊娠期糖尿病的方法（通常被认为是"金标准"），但其他与任何检测一样，它并不完美。总的来说，它能很好地描述你的葡萄糖动力学，这是一种了解身体如何控制或调节血糖水平的巧妙方法。

记住，被诊断为妊娠期糖尿病并不意味着你是一个身体很差的人，或者你的饮食很糟糕，或者你做了什么不对的事情。它只是反映了一个事实：怀孕对身体来说是一项艰巨的任务，有时它会给身体的新陈代谢带来压力。

OGTT中的一些问题可能与试验如何执行或某些

个别因素有关。例如，确保受试者在测试前正确禁食（也就是受试者在测试前12小时内没有吃任何食物）很重要，同样重要的是确保受试者在2小时的测试期间相对静止和放松——不四处闲逛、不工作、不吃零食、不哺乳或陪孩子玩耍。

口服葡萄糖耐量试验相关问题

为了让OGTT提供一个可靠的结果，重要的是保持个人健康状况良好，并且没有受到干扰因素（即使是普通感冒也会影响结果）的影响。

干扰因素包括：

◎测试前的禁食时间；

◎进行测试的时间；

◎测试期间的碳水化合物摄入或活动（建议测试期间静坐2小时）。

试验开始前，受试者应避免服用任何可能干扰血糖水平的药物，避免吸烟、喝咖啡或吃任何东西。测试前应禁食至少8小时（最好是12小时）。

非常重要的是，要确保摄入的葡萄糖液体剂量和浓度正确——在250~300ml的水中加入75g葡萄糖粉末，并在3~5分钟内将其全部喝下。

妊娠期糖尿病的诊断应该基于实验室血糖值，而不是指尖血糖测试值，因为前者更准确。

由于诊断妊娠期糖尿病的临界值水平远低于非妊娠人群诊断糖尿病的临界值水平，因此，如未能意识到接受OGTT的是孕妇，有时会导致检查结果混淆。

测试结果本身无法体现试验进行时的过程是否正确，上述的小错误均可能会导致试验的错误结果。

▣ OGTT的结果意味着什么？

进行OGTT后，令人困惑的是，有两个相互竞争的标准被用于诊断妊娠期糖尿病，而你是否被诊断为妊娠期糖尿病可能取决于你当地中心使用的标准（表1-1）。如果有任何不确定的地方，建议你和你的医生进行沟通。如果检测结果有任何争议，一些人需要重复行OGTT，甚至有时糖尿病专科医生也会在实际诊断上产生分歧！

表1-1 妊娠期糖尿病的诊断标准

	世界卫生组织	国际妊娠期糖尿病研究协会
空腹血糖水平	>7.0mmol/L	>5.1mmol/L
餐后血糖水平	>7.8mmol/L（餐后2小时）	>10.1mmol/L（餐后1小时） >8.5mmol/L（餐后2小时）

如果我不认同第一次的OGTT结果，我能再做一次OGTT吗？

可以的，如果结果存在问题，这样的要求是合理的。至少在以下两种情况下，可能会因为结果存在错误而再次做OGTT：

- 轻度异常结果、可能不正确的试验准备和/或流程（如根据患者对试验流程的回忆）；
- 轻度异常结果、异常对受试者未来生活有重大影响（如失业、难以报销保险）。

即使是同一个人，如果他或她不止进行一次OGTT，其结果也会发生变化。空腹血糖值可能存在约8%的波动，2小时血糖值可能存在约20%的波动。这意味着，与第一次测量值相比，20%重复测试的人群，空腹血糖值将至少高13%或低13%，2小时血糖测值将至少高33%或低33%。不幸的是，该检测的灵敏度受不正确试验准备或执行以及高度的个体差异等影响，使得以此检测作为糖尿病诊断的金标准不是百分百可靠。在这种情况下，明智的做法是与产科医生或糖尿病专科医生共同讨论检测结果（他们非常习惯于讨论糖尿病诊断的异常情况）。尽管OGTT结果模棱两可，他们可能会以全局的视角，建议你进行一些日常血糖监测，然后根据监测结果，看看你是否有血糖水平升高的趋势。

什么是HbA1c血液检测？

美国国家卫生和医疗优化研究所（NICE）建议，所有女性在进行妊娠期糖尿病诊断时都要进行一项名为糖化血红蛋白（HbA1c）的特定血液检测。这是为了筛选那些可能已经患有2型糖尿病，但由于没有明显症状而没有意识到的人。糖化血红蛋白与"红细胞糖基化"（血红蛋白）有关，可以衡量过去几个月的血糖水平。红细胞平均寿命约为120天，它们在血液循环中快速通过，同时吸收葡萄糖。因此，了解红细胞"包裹糖衣"的水平可以反映慢性葡萄糖暴露的情况。这就像是冰糖葫芦的山楂与糖衣。

如果你的HbA1c低于6.0%（42mmol/mol）——一种新的标准化HbA1c测量值——那么你之前不太可能患有2型糖尿病。如果HbA1c测量值在6.0%～6.5%（新单位为42～48mmol/mol）或更高范围内，那么你很可能已经患有2型糖尿病。然而，这项测试确实存在遗漏一些患者的风险，因为糖化血红蛋白在正常妊娠期间往往会略有下降。

▢ 为什么是我？

初次怀孕的准妈妈被诊断为妊娠期糖尿病后也许会感到不公平，特别是自己在其他方面是健康的情况下。我们理解，这样的诊断往往对你是一个相当大的打击，使你痛苦和内疚。这可能是因为你有GDM众多的危险因素之一，或你来自有强大的糖尿病史背景的家庭。然而，令人沮丧的是，有时并无法找到明确的解释。你不是孤单的，有3%~5%的孕妇都会出现高血糖。

在代谢水平上，怀孕可诱发机体产生胰岛素抵抗，孕酮和生长激素、人绒毛膜促性腺激素（如泌乳素）的分泌增加使胰岛素抵抗的情况变得更糟，此外，应激激素皮质醇的上升，也将扰乱血糖水平。

妊娠期糖尿病的危险因素有哪些?

糖尿病的发病受到部分遗传因素的影响，因此那些近亲（父母、兄弟姐妹、姑姑、叔叔、祖父母）有糖尿病病史的人被认为是有风险的。其他众所周知的危险因素包括：

- 种族，来自某些种族背景的人患2型糖尿病的比例高于平均水平，如南亚人、来自中东的人和非洲裔加勒比人。

- 超重，通常认为BMI超过30kg/m²。
- 既往怀孕时曾患妊娠期糖尿病。
- 既往分娩过巨大儿，新生儿体重在4.5公斤（8.8磅）或以上。
- 有不明原因的死胎或婴儿出生后不久死亡的病史。
- 子宫内羊水量高于平均，被称为羊水过多。

我怎么知道一切都在以最好的方式进行？

通过阅读这本书，你会发现，全国各地的产前检查不尽相同，根据就诊的地区，部分产前检查是相同的。不同的临床医生有不同的诊疗方式和诊疗时间，或者根据不同的就诊医疗机构得到或多或少的强化护理。你可能有一个朋友或亲戚在其他医疗系统的经历与你完全不同。

怀孕是女性一个非常重要的时期，幸运的是，英国国家卫生与临床优化研究所（NICE）已经花了大量的时间来研究针对妊娠期糖尿病的各种干预措施

和治疗，并积累了一定的证据。2015年初出版的指南
《妊娠期糖尿病：从孕前到产后的糖尿病及其并发症
管理》[1]可以在网站（https://www.nice.org.uk/guidance/
ng3）上找到（请相信，如果你难以入睡的话，这将是
很有趣的阅读）。

如果你在任何时候对你的治疗有任何不满意的地
方，那么你必须说出来。请记住，一切都是为了自己
和宝宝，如果发现医护人员在某些地方存在差错，请
及时向他们反馈。通常，你的医护人员是合适的沟通
对象。人们通常不愿意冒犯他们的主管医生，但建设
性的意见也是医护人员获得适当反馈的唯一途径。

NICE指南是怎么说的？

NICE最新版本的指南提出了几个建议，特别是围
绕GDM的诊断和治疗。NICE表示，GDM的诊断标准
仍有争议，国际糖尿病和妊娠研究学会（IADPSG）不
建议对其进行普遍的筛查，而是在有一个或多个危险

---

[1]　NICE指南部分内容在2020年12月16日有更新。

因素的孕妇妊娠24～28周时进行口服葡萄糖耐量试验（OGTT）。然而，对于那些有妊娠期糖尿病病史的女性，最新的建议是在孕早期就进行OGTT或开始自我监测血糖——这种方法有助于确认在两次妊娠中间未被识别的患2型糖尿病的女性，使她们能够及时接受正确的治疗。每个不同的医疗中心可以选择他们建议开展自我监测血糖水平的时机：是随机的（即每周监测1天血糖，然后复查）还是在整个怀孕期间持续的。定期检查对准妈妈来说比较便宜，对个人来说可能压力较小，而持续的自我监测则可以让妊娠期糖尿病更早地被发现和干预。

就OGTT的诊断标准而言，NICE的指导意见与IADPSG或世界卫生组织（WHO）的不同。NICE选择：

- 试验开始时的空腹血糖水平为5.6mmol/L或以上；
- 或OGTT餐后2小时值为7.8mmol/L。

最新版的NICE指南加强了对妊娠期糖尿病早期管

理的建议——指出标准应该是新诊断的糖尿病患者在诊断后一周内到产前糖尿病服务机构就诊，与医生进行有效的沟通，并且应该直接启动饮食控制——重点是低升糖指数（glycemic index，GI）饮食（稍后会详细介绍）。他们还建议饭后应进行30分钟的运动——这是一个很好的建议，第5章有更多关于运动的内容，但许多人会发现这很难付诸实践。

NICE的治疗目标是什么？

同样，对于我们应该追求的具体血糖标准，临床上一直存在争议。制定标准本身的原因是，如果血糖水平持续过高，准妈妈会有更大的疾病负担，并发症的风险也会大大增加。NICE将"过高"定义为餐前血糖水平达到或超过5.3mmol/L（被称为空腹状态），餐后1小时血糖水平达到或超过7.8mmol/L。

因此，整个治疗过程可以简化为：

1）开始自我监测血糖，如果血糖持续不达标，则实施饮食和生活方式的改变，并复查血糖水平。

2）如果经过一段合理的时间，也许是一周，血糖水平过高的频率仍较高，那么就建议开始服用药物（通常是二甲双胍，对于那些由于任何原因而不能服用二甲双胍的人来说，可以选择格列本脲）。

3）继续监测血糖，如果在加大药物剂量后仍未得到控制，则讨论开始胰岛素治疗（因为胰岛素是身体在此阶段所缺乏的）。

4）引入胰岛素，其剂量可以根据血糖监测的结果（以及其他外部因素，如婴儿的生长情况）来调整。

NICE指南中的一个新建议：如果孕妇的空腹血糖水平在7.0mmol/L或以上，或空腹血糖水平在6.0~6.9mmol/L，但同时生长超声显示宝宝偏大（巨大儿）或子宫内有过多羊水（羊水过多症）的，则在诊断明确后应立即使用胰岛素。在一些地区，这种情况已经发生，而在其他地区，部分医疗机构不愿意这么快就让患者进行胰岛素治疗。

NICE还对分娩的时间提出了建议，为了减少风险和并发症，怀孕时间不宜过长。建议患GDM的孕妇不迟于40周零6天分娩（平均9个月的妊娠期大约是40周），如果孕妇到这个阶段还没有自然分娩，可给予引产（或如果需要，可进行剖宫产）。如果在这之前有任何影响母亲或胎儿的并发症，或者她正在使用二甲双胍或胰岛素，那么应该讨论提前分娩的可能，如提前至37～38周（在第七章和第八章有更多的介绍）。

糖尿病有哪些其他类型？

有几种不同的情况都属于糖尿病的范畴。糖尿病是一个宽泛的医学术语，用于描述血液中过多的糖。糖尿病这个词的意思是"虹吸管"，之所以这么说，是因为对这种情况的经典描述是患者排出大量的尿液，就像虹吸管一样（液体通过管道）。妊娠期糖尿病描述的是这个过程只在怀孕的情况下发生。一旦怀孕结束，糖尿病就自愈了——这真的很神奇。其他类型的糖尿病包括：

- 1型糖尿病。通常在儿童或青少年时期首次被诊断，是由胰腺胰岛素合成不足引起的。没有胰岛素，血糖水平会上升，人们会感到不舒服。治疗方法是终身使用外源性胰岛素。目前还没有治愈方法。患有糖尿病的年轻女性通常需要提前得到糖尿病专科护理小组的咨询建议，以便提前做好怀孕准备。

- 2型糖尿病。往往发生在老年人身上。危险因素包括遗传易感性或家族史、超重和某些种族群体。特征是胰岛素抵抗，胰腺持续工作，但不足以调节血液中的葡萄糖水平。饮食控制、口服药物和胰岛素都被用来控制2型糖尿病。一种公认的治疗2型糖尿病的方法是显著、持续地减肥。

- 继发性糖尿病。可能是由其他类型的胰腺损伤而引发的；可能包括胰腺炎（腺体的一种炎症）、囊胞性纤维症，或胰腺的创伤或外科手术切除。

🖫 我可以和谁谈谈我面临的问题呢？

准妈妈可能发现怀孕后很多事情变得困难，这是可以理解的，对需要做出的改变感到不确定也是正常

的。同时，把事情说清楚是有帮助的，与家人和朋友
分享想法通常是有益的且被支持的。你可以与助产士
和产科医生进行交流，或者获取产前糖尿病小组的联
系方式，并在需要时能够与糖尿病专科助产士和糖尿
病专科护士沟通。重要的是要记住，你并不孤单，你
可以拨打当地医院的产科热线，或参加当地医院组织
的妊娠期糖尿病病友群，与有同样困扰的准妈妈们多
多交流。

第二章 下一步是什么？接受诊断

社区助产士克莱尔在伊丽莎白做完口服葡萄糖耐量试验后的第二天给她打电话，向她解释说测试结果显示她患有妊娠期糖尿病。伊丽莎白完全没有想过这种情况，并不相信。她说一定是有什么搞错了，要么是她的结果和别人的混在一起了，要么是由于她在测试过程中压力太大，导致结果仅仅稍微高于正常水平。克莱尔不得不安慰她，并解释说，测试结果是诊断性的，不幸的是，它清楚地表明伊丽莎白的结果处于糖尿病的范围。

伊丽莎白感到非常内疚，认为一定是自己做错了什么，这种状况会毁了自己的孕期生活，这不是她想要的。她也非常不愿意告诉她的伴侣乔恩，但是乔恩可以看出有事情让伊丽莎白感到沮丧。

▣ 妊娠期糖尿病有多常见？

妊娠期糖尿病是一种常见的疾病，在英格兰和威尔士，每100名分娩的妇女中，有多达18人可能受到妊娠期糖尿病的影响。

▣ 我可以什么都不做，忽视它吗？

当准妈妈被告知有妊娠期糖尿病时，关键是要注意掌握正确的信息。绝大多数患有GDM的准妈妈都有一个安全和正常的孕期，而且分娩时一切都很顺利。然而，要预测谁可能有轻度、中度或更严重的病情是非常困难的，在诊断时也没有明确的方法来预测最终的结果。

在怀孕期间被诊断出任何疾病都是难以接受的，而且人们往往认为这种美妙、自然的经历有可能被医疗化或以某种方式被干扰。你有权利与医护人员协商出一个令人满意的治疗方案，这是完全可以理解的。

> 如果你被诊断出患有GDM，护士会通知你的产科医生，你将在一周内被转诊到产前糖尿病联合专家门诊。

在这种情况下，了解情况并提出正确的问题也许是处理这种矛盾感觉的最适当的方法。与产科或助产士团队缺乏交流无益于你的病情，因为医护团队丰富的经验，可以及时向你提供必要的帮助。归根结底，确诊是一件好事。

什么都不做的情况也是可以理解的，但有潜在的风险，并不推荐。创作本书的目的之一是尝试回答在这个困难时期准妈妈出现的一些问题。归根结底，如果GDM被忽视或没有得到适当的监测，那么发生不良后果和并发症的风险将大大增加。

确诊GDM是否意味着我将永远患有糖尿病？

这是一个好问题。对于大多数女性来说，GDM在宝宝出生后就会趋于痊愈了。GDM在诊断的第一时间并不会确定为1型或2型糖尿病，所以在生产结束后妈妈们通常会检查确认自己血糖是否已经恢复正常。

如果你认为妊娠是终极的身体压力测试，这就表明在受到压力时身体对糖的处理能力失去了平衡。妊娠期糖尿病与未来十年内高达50%女性发展为2型糖尿病的风险相关。众所周知，通过减肥、调整饮食和生活习惯及使用二甲双胍（后面将详细介绍）可以大大降低患糖尿病的概率。

妊娠糖尿病对我有什么影响?

众所周知，GDM对准妈妈的生理及心理都会产生影响，可以引发紧张、焦虑、内疚等情绪，甚至引发高血压。因此妊娠期间，血压也需要被定期监测，必要时准妈妈需接受降压治疗。否则一种叫作子痫前期的疾病也将有发生的风险。此外，妊娠期糖尿病可能导致巨大儿、早产、胎儿窘迫、胎儿生长受限，也可能导致新生儿呼吸窘迫综合征（NRDS）、新生儿低血糖。因此，患妊娠期糖尿病的准妈妈的剖宫产率会高于非妊娠期糖尿病的准妈妈。

▢ 我可能会出现哪些症状?

妊娠期糖尿病通常不会有任何症状，最好的诊断方式就是血液检测。这就意味着在妊娠8～12周进行第一次产前检查时会采集静脉血（不是指尖血）来进行血糖筛查。

如果你具有患妊娠期糖尿病的风险，则将在妊娠24～28周进行完整的测试。

高血糖会引起一些症状，包括：

- 口干舌燥。
- 尿频，尤其在晚上。
- 疲倦。
- 反复感染，如鹅口疮。
- 视物模糊。
- 感觉疲倦、烦躁和易怒。

🔲 妊娠期糖尿病会对宝宝产生什么影响?

　　高血糖和新生儿的不良结局有明确的相关性;血液中过量的葡萄糖使胎儿长得更大,大到让胎儿挤在宫腔内。这就是所谓的巨大儿,字面意思是"体重过大的胎儿"。巨大的宝宝在生产过程中会出现一些问题,如在进入产道时,胎儿发生嵌顿,可能引起胎儿肩部、神经损伤,也有骨折的风险。

　　总而言之,和非妊娠期糖尿病孕妇相比,妊娠期糖尿病孕妇宝宝流产和死产的风险增加了,同时出现先天性畸形等生长发育问题的风险也增加了。

　　如果妊娠期糖尿病未得到妥善的管理或未被发现,将可能会给准妈妈和她的宝宝带来一系列严重的并发症,包括:

- 大于实际胎龄儿:即出生体重超过4公斤(8.8磅),称为巨大儿。这增加了引产和剖宫产的可能,并可能导致生产问题,如肩难产。
- 早产(你的宝宝在妊娠37周之前出生):这将

导致并发症如黄疸或呼吸窘迫综合征。

- 你的宝宝在出生不久出现健康问题并需要接受医院护理：如低血糖。

- 流产：妊娠前23周内流产。

- 死产：宝宝在出生时死亡。

- 肩难产：巨大儿可能出现该后果，即宝宝的头已经穿过阴道，但是肩膀还卡在妈妈的盆骨后面。肩难产非常危险，因为宝宝在嵌顿时将无法呼吸。估计每200例新生儿中有1例受到此影响。

▣ 体重指数高有什么问题？

体重指数（BMI）反映身高和体重之间的关系，主要用于计算个体是否体重过轻、正常、超重或肥胖；准妈妈的BMI将被计算并记录在产检记录里；由于较高的BMI会影响女性的健康和怀孕的成功率，所以这是一个有用的评价指标。

- BMI小于19kg/m^{2}表示你体重过轻；
- BMI19～25kg/m^{2}表示你的体重正常；
- BMI超过25kg/m^{2}表示你超重；
- BMI超过30kg/m^{2}表示你肥胖。

较高的BMI与患糖尿病的风险相关，如果BMI大于30kg/m^2，通常建议女性在怀孕前12周服用叶酸补充剂，另外在整个孕期及哺乳期建议服用维生素D片剂。

与高BMI相关的其他问题包括：

- 高血压、先兆子痫；
- 更频繁的尿路感染；
- 凝血功能障碍；
- 骨盆关节疼痛。

肥胖也可导致生产时及产后并发症，如出血风险增加、产后尿失禁风险增加（因此，应确保坚持盆底功能锻炼）。

▣ 被诊断为妊娠期糖尿病是不是就没有一点希望了？

如果将GDM视为对身体的新陈代谢能力的"压力测试"，那原则上表明你的身体可能在以后的生活中将出现代谢问题，因为各种危险因素和遗传倾向进一步增加了你患2型糖尿病的概率。

对许多人来说，被诊断为GDM可以作为早期的预警，提供一个机会让你重新评估和调整自己的食物和营养，以及你的整体健康——这甚至可以延伸至你的家庭。你开始管理自己的妊娠期糖尿病时能了解怎样可以更好地调整自己的饮食和自己对食物和运动的态度。因此，希望你照顾好自己，处理好诊断后的情绪压力，并开始了解更多的食品包装袋上关于碳水化合物和营养物质的信息，以及以后服用药物或注射胰岛素的可能性。

确认GDM的一个可爱的"副作用"是你将得到更多的超声检查的机会看见宝宝，更多被提问的机会，结识更多关心你的人，使连续性的护理更有可能。

▣ 准备去见糖尿病团队了，我需要了解什么？

你和你的医护人员或营养师第一次面诊可能只有30分钟，在此期间，你的医护人员或营养师可能会这样做：

- 向你解释GDM的基本知识和你的新饮食安排；
- 给你一台血糖仪，教你怎么使用它并记录你的结果；
- 为你提供一些有关如何管理碳水化合物摄入量（以及哪些食物含有碳水化合物）的信息；
- 告诉你更多关于GDM所涉及的风险，以及在怀孕期间照顾好自己的重要性。

▣ 医生和护士说的很多我都不懂！

你的医生或糖尿病护士在第一次面诊中需要向你告知很多信息。但是如果你不明白或感到困惑，你可以鼓起勇气打断他们，而不是听他们说了什么。你可以要求他们重复你不懂的事项，或以不同的方式来解释。不要觉得自己傻、有压力或没有时间，你的健康和宝宝的健康才是最重要的；只有你才能使这个经历成为你想要的样子。

第三章 产前护理——在妊娠期间得到支持

过了一段时间，伊丽莎白与丈夫乔恩、助产士克莱尔、她的产科医生和母亲进行交谈后，她意识到事情并没有她最初想象的那么糟糕。现在怀孕通常比以往任何时候都要安全得多，在怀孕的剩余时间里，有了适当的监督和支持，她意识到自己并不孤独，有很多人在帮助她。

她仍然花了一段时间来接受自己患有妊娠期糖尿病，因为她之前对这个问题的唯一理解是在杂志上看到的超重者的照片或必须给自己注射胰岛素的小朋友的故事。克莱尔解释说，妊娠期糖尿病与上面两种疾病都不一样，并安排她在接下来的几天内在当地医院就诊。

在产科门诊部，伊丽莎白遇到了与妊娠期糖尿病患者接触有丰富经验的助产士汉娜，然后她去了糖尿病门诊，在那里她遇到了糖尿病专科护士茱莉亚和糖尿病营养师柯斯蒂。他们邀请她加入一个糖尿病小组，但伊丽莎白告诉他们，她很紧张，所以他们只能见面进行一对一的交流。他们花时间向她提供了一些妊娠期糖尿病的相关知识，讨论了一些关于健康饮食的问题，并为伊丽莎白提供了血糖仪，以便她可以开始监测自己的血糖水平。伊丽莎白虽然没有想到她需要定期刺破手指取血进行血糖监测，但她还是决定坚持下去，不要让这件事成为她的阻碍。她回家时变得更加自信，也做好了更充分的准备。

🖿 我应该期待哪种类型的保健？

针对确诊为GDM的女性来说，目前公认的方法是采用某种形式的共享保健或多学科团队保健，旨在满足怀孕期间的所有正确需求。

首先，护士可能会把你转交给一名在管理妊娠期糖尿病患者方面拥有特殊经验和培训经历的助产士照护，或是与她一起协作提供保健。你还可以面诊当地的糖尿病团队，该团队应包括糖尿病专科护士（与当地全科的执业护士大不相同）、糖尿病专科医生（他是一名受过专门培训的照顾糖尿病患者的医生——而且通常擅长妊娠期糖尿病的治疗和管理）和糖尿病营养师（更多关注饮食控制在GDM中的重要性），以及一名擅长于母胎医学的产科医生。有时你可能遇到的是一些正在接受培训的医生，如注册（或规陪）医生，这些医生始终在负责你保健的专家的监管下提供医疗服务。

你的保健都应在产前糖尿病诊所的指导下进行。为了可以在相对较短的时间内纠正问题并起到督促作用，你可能需要在怀孕期间每两周到该诊所就诊一次。如果你仍在工作，这可能是一个很大的挑战和不便，但大多数雇主会体谅你的需求。最好不要每次去产前门诊只做1个咨询，而是在1次产前门诊中做3或4个咨询，这样你每次都会见到你的保健团队中的几个成员。

第一次面诊咨询时，准备好一些要问的问题将会帮助你感觉有所准备并掌控局面。一旦开始，你将有很多需要知道的事情。把第一次咨询集中在能让你度过第一两周的问题上是有帮助的。当其他问题出现时，一定要记下来，要么记在手机上，要么记在笔记本上。

- -

▣ 我应该多久看一次医生，看哪个医生？

- -

妊娠期糖尿病孕妇的保健非常复杂，需要专业知识。

GDM患者的标准保健频率是每2周在产前诊所进行一次评估（详见表3-1）。定期就诊很重要，大多数诊所就诊都是"一站式"的，你可以在这里见到所有与你的保健相关的人员。你可能不会每次都见到团队的每个成员——并且可能被不同的人员提供保健。因为在你怀孕的过程中，团队成员可能在不同的轮班模式下工作，如通宵接生、进修或待命。你也能看到各个专业的实习医生和工作人员，如产科住院医生。大多数产前诊所都有一本专门的记录本（把你当成是最重要的人），每个人都会在其中写下对你的保健计划，这是清晰明了的。通常在记录表前面空白处会有你的保健团队成员及当两次门诊之间出现问题时的联系人员及电话号码。

表3-1　推荐的产前妊娠期糖尿病就诊时间表

预约	你的团队提供的产前保健
初次预约 （最好在怀孕10 周前）	既往有妊娠期糖尿病史者，孕13周前预约GDM筛查。如果确诊妊娠期糖尿病，提供建议、信息、支持和治疗
孕12周	标准化胎儿生长超声检查
孕16周	·既往有糖尿病史者，进行孕13周前预约的糖尿病筛查 ·确诊后，提供建议、信息、支持和治疗
孕20周	行孕20周的胎儿生长超声及胎心脏超声检查，以确保胎儿发育正常
孕24~28周	·既往无糖尿病史，但有高危因素者进行糖尿病筛查 ·确诊后进入糖尿病管理路径 ·提供建议、信息、支持和治疗 ·告知糖尿病对妊娠、分娩和早期喂养（如母乳喂养和婴儿的初始护理）的影响、知识和建议
孕28周	超声检查了解胎儿生长情况
孕32周	·超声检查了解胎儿生长情况 ·如果这是你的第一胎，孕31周提供常规产前保健知识
孕36周	·超声检查 ·提供相关知识及建议：计划分娩的时间和方式，缓解疼痛的方法，药物的调整 ·分娩期间和分娩后糖尿病治疗的变化 ·出生后对宝宝的看护，包括母乳喂养知识及母乳喂养对血糖的影响 ·后续保健和避孕

续表

预约	你的团队提供的产前保健
孕38周	·检测胎儿健康状况 ·如果有并发症，建议在40周前引产或剖宫产（如果这是最佳选择）
孕39周	·检测胎儿健康状况 ·如果你在孕41周之前还没有分娩，建议你在41周之前进行引产或剖宫产（如果这是最佳选择）

注：此表改编自NICE。

糖尿病团队是做什么的？

　　糖尿病团队通常由糖尿病专科护士（DSN）和糖尿病专科顾问[①]组成。他们主要负责解决GDM准妈妈医疗方面的问题，比如高血压及高血糖水平。他们会确保你了解妊娠期糖尿病的含义，并支持你改变饮食和生活方式，以帮助改善你的血糖水平。

　　他们会在了解你的GDM危险因素、妊娠后患糖尿病的风险后，根据情况为你制定血糖控制目标。糖尿

---

① 译者注：我国医疗系统中没有设置糖尿病专科顾问这样的岗位，在国内，糖尿病相关并发症可以寻求内分泌科医生的专业帮助。

病团队还可以通过查看你的记录，与你一起追踪血糖监测情况。然后，他们能够在各个妊娠阶段及不同胎儿生长发育情况下为你提供正确的指导和治疗。

糖尿病专科护士通常是主要和你联系的人，会在门诊就诊间期给你打电话、发电子邮件或留言。

▢ 产科医生是做什么的？

产科医生是在妇女健康领域接受过专门培训的医生，在照顾妊娠妇女方面具有经验，会确保你整个孕期的安全，其中包括让所有并发症得到治疗；当到达预产期时，他们可以帮助制订和实施分娩计划。你的产科医生将全程关注你的病情，并与糖尿病专家合作，确保你血糖水平的稳定。在妊娠期间，如果母亲或胎儿出现任何问题，产科医生会知道该怎么做，并会提供各种治疗方法和最佳方案。产科医生有解读胎儿的超声检查结果的经验。通常，产科医生会根据连续几次超声检查结果观察胎儿的大小、估计体重和羊水量来评估胎儿的状况。

在孕晚期，你的产科医生将与你讨论最佳分娩时

间，并根据你的愿望，确定分娩的最佳方式。

助产士是做什么的？

　　助产士是妊娠和分娩期间至关重要的专业人员。英国公共卫生部的政策文件《妊娠相关问题：选择、获得连续性的护理》（2007年）强调，女性需要从助产士那里获得高质量的安全护理：如果有专门的计划和专项保健以满足患有或可能患有妊娠期糖尿病的妇女的复杂需求，改善妇女及胎儿预后的效果会得到增强。

　　助产士的作用是在妊娠和分娩期间提供支持、建议和监测孕妇的身心健康，并指导她和她的家人护理新生儿。在接受强化教育、训练和积累经验后，糖尿病专科护士是为护理情况日益复杂的准妈妈及其家庭提供支持和指导的最佳人选。助产士的作用在糖尿病护理路径中明确加强，这也提示了加强常规助产士培训的必要性。

　　助产士的作用还包括促进常规产检、分娩及帮助产妇和其婴儿度过产褥期；为准妈妈提供适合个人具体需求的教育，帮助她们掌握自我护理技能，并核定保健计划，帮助妊娠期糖尿病孕妇安全度过妊娠阶段。

🔲 营养师是做什么的？

食物摄入量、成分、比例和饮食结构与妊娠期糖尿病的控制息息相关且至关重要。对以上饮食方面的内容进行管理也许是最有用的干预措施，因为在妊娠期间准妈妈所做的改变既能带来即时效益，也能改善远期预后。

产前诊所的营养师接受过专业培训，了解糖尿病和妊娠的复杂性。你的营养师可能会要求你在就诊前开始写饮食日记，通常他们也专注于各种食物类型之间的相互作用及其对血糖水平的影响。

营养师将指导你在妊娠期间（及以后）的健康饮食及选择正确的食物。最好与你的伴侣或其他家庭成员一起咨询营养师，因为需要做出的改变不是你个人可以完成的。与家人吃不同的食物会很奇怪（对你来说也不公平，尤其是你做饭的话）。鉴于我们对食物有个人喜好，营养师的建议会考虑你的喜好，这一点非常重要。例如，我个人不喜欢任何红色的食物。

咨询营养师的好处是显而易见的，营养师提供的支持会产生持久的影响，尤其在增强你对饮食对健康影响的理解、帮助调整与食物相关的行为、帮助减肥和降低产后患糖尿病的风险方面。

怀孕期间如何监测胎儿？

根据你GDM诊断的时间，你会有明确的就诊时间表，列出每次就诊需要做什么。妊娠期间的标准方法是在孕12周进行生长超声检查（以确诊妊娠并且胎儿发育正常），然后在孕20周再次进行生长超声检查，以确保胎儿的发育是正常的。

鉴于检查婴儿生长情况和筛查任何先天性缺陷的重要性，大多数产前诊所都会组织一系列生长超声检查，以便在标准化生长测量图表上绘制和查看婴儿生长模式曲线。测量指标有胎儿腿长和总身长，从妊娠期糖尿病的角度来看，其中一个关键测量指标是婴儿的肚子有多大（腹围AC），因为腹部会因暴露于高血糖而过度生长。定期观察这些指标的变化趋势，可以判断疾病的进展情况。超声检查可能每2~4周进行一次，具体取决于医疗机构，但不一定要在每次就诊时都进行超声检查，因为额外的超声检查不会提供更多信息。

图3-1显示了孕期胎儿生长的标准轨迹（用×标记）。胎龄为横坐标，宫高沿左侧绘制。虚线和粗线分别代表正常值的上限和下限。

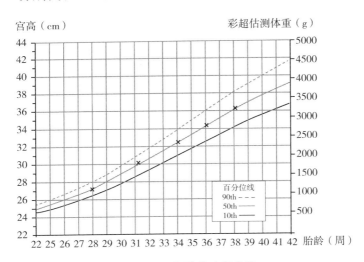

图3-1　孕期胎儿生长曲线

目前，大多数产前诊所使用的另一种检测方法是对胎儿心脏进行专门的超声检查。因为患妊娠期糖尿病，胎儿心脏存在发育不良的风险。如果你之前患有糖尿病，胎儿心脏超声检查通常在孕22周左右进行，

并且可能需要在更大的区域诊疗中心进行，因为进行
这种技术难度较大的超声检查需要更专业的知识。

🗋 为什么必须要定期监测血糖？

　　定期进行血糖监测可能会让人感到痛苦和烦恼。
通过使用一种称为血糖仪的小型仪器进行监测在日常
生活中更加方便。血糖仪有几种不同的类型，但都是
基于必须插入葡萄糖试纸以激活机器的一般原理。你
必须使用某种锋利的采血针刺穿一个指尖（弹簧加载
装置使这更容易），并获得一滴新鲜血液，有时需要
"挤压"指尖以获得足够的血液，然后将血液样本
放在等待测试的试纸上。将吸收血液的试纸插入血
糖仪大约5秒后，血糖仪会给你一个数字（在英国是
以mmol/L为单位，在世界其他地区则会使用不同的单
位，如g/dL），代表你当时的血糖水平。在非妊娠状
态下，血糖的正常范围大致在4.0～8.0mmol/L，而且身
体通常很善于维持血糖在此范围内。怀孕后血糖通常
有下降的趋势，因为妊娠后机体会有几种不同的生理
变化，包括血液中血浆（液体）量的增加，将导致血

液一定程度的稀释。

你的产前糖尿病专科护士或医生将向你展示如何使用血糖仪,并指导你测试和记录血糖值的频率(通常在一本方便的血糖小日记本或小册子中);可能是每天几次(餐前、餐后),这样我们就可以看到血糖的变化情况。他们同时会告知你的目标血糖值,这样你就知道在空腹(饭前)和进食(饭后)状态下的血糖目标值是什么。

大量研究表明,血液中葡萄糖水平的日常变化会影响妊娠期间孕妇和胎儿的健康。如果不知道血液中葡萄糖水平如何变化,如对某些食物和活动的反应,就很难理解身体发生了什么,以及是否需要一些降糖治疗或饮食改变。例如,如果妊娠期间的超声检查显示胎儿体重增加大于预期,那么重点关注血糖控制并做出治疗决策、将血糖水平控制在目标范围内将非常重要。通过尽可能控制好血糖水平,主动避免这种情况显然更好。

如何检测自己的血糖?

- 用温水洗手。不要使用湿巾,因为它们含有甘油,这可能会影响检测结果。
- 确保你的手是温暖的。如果手很冰冷的话,血很难挤出,同时也会增加刺破手指的疼痛感。
- 刺破手指侧面。避免使用你的食指或拇指,因为可能会更痛,也不要刺手指中间或太靠近指甲的区域,因为这样疼痛感十分明显。
- 每次使用不同的手指和手指的不同部位,这样会减少疼痛并有利于愈合。
- 记下你的检测结果,这将有助于你的医疗团队在必要时对你的治疗提出建议。

一天需要刺多少次手指呢?

如果你需要知道空腹和餐后的血糖值,那么一般是每天6次(早餐、午餐和晚餐的前后);一般推荐睡前也进行检测。此外，如果担心血糖水平特别高或特别低，可能需要进行额外检查。通常在你这样做了几天以后，疼痛会减轻，并且这也会成为你日常生活的一部分。你最重要的是确保已经买了足够的试纸，如果用完了，也不要等到下一次门诊时再去拿。有时你的产科医生可能不愿意开这么多试纸，但国家指南明确说明了定期、频繁检测的必要性以及其与更好妊娠结局的关系。如有任何问题，请咨询你的医生或糖尿病专科护士。

一旦明确血糖水平稳定，那么糖尿病团队可能会建议降低血糖监测的频率。有时仅需每隔一天检测一次，或者只检测一天的餐前和一天的餐后血糖。

🔲 血糖控制的目标值是多少？

这是一个可变化的范围，取决于你在哪里接受治疗。一般情况下，餐前血糖值应在5.0mmol/L左右或以下，餐后（开始进食后1小时）血糖值应在7.0mmol/L或以下。

这些目标值可能看起来相当严格、很难实现，不同的中心将有略微不同的目标值。例如，在牛津的约翰·拉德克利夫医院，医生建议空腹血糖值在6.0mmol/L左右，餐后血糖值允许控制在7.8mmol/L左右。这些目标可能更现实，也更容易实现。一些诊所甚至会进行餐后2小时的血糖监测。如果你在用餐后2小时（而不是1小时）进行测试，那么这时的目标水平应低于6.4mmol/L。

如果你最终接受胰岛素治疗或服用一种名为格列本脲的药片来帮助控制妊娠期糖尿病，建议你将随机血糖水平控制在4.0mmol/L以上，因为这些治疗存在发生低血糖的风险。

最近发布的NICE指南尝试统一这些血糖目标值，世界卫生组织等其他国际机构也有自己的建议。然而，我们的目标不应过于依赖绝对值，而应更多地了解血糖值的总体趋势，以了解血糖控制的总体稳定性。

对于患者和临床医生来说，避免太过执着于血糖值显得很困难，通常需要常识或一些实用方法来保持理智。例如，当其他时间血糖值在目标范围内并遵循良好的规律时，在与朋友外出就餐或周日烧烤后的几个过高的血糖值会让准妈妈感到压力。一般来讲，一天中某个特定时间（如早餐后）如果有50%或更多次的血糖测量超出目标值，可能就应该引起重视了，因为这种情况确实会带来一些问题。我们应该知道，持续的高血糖或波动范围太大与我们希望避免的糖尿病妊娠并发症有关。

表3-2所示的血糖日记显示了一种常见的临床情况，其中记录的大多数血糖值处在满意的水平，但少数不正常。这可能是因为吃得太多或摄入了错误类型的碳水化合物，或者进行了过多的体育活动增加了血糖的消耗，从而导致低血糖偏低。通过查看每日变化的血糖值记录，你可以与你的医务人员合作，了解什么是有效的（可能早餐吃燕麦粥），以及什么会对你产生不利影响（下午下班回家时，你可能需要吃点点心来保持血糖水平）。当你去产前诊所时，不要忘记带血糖日记！

表3-2　血糖日记（mmol/L）

	早餐前	早餐后1小时	午餐前	午餐后1小时	晚餐前	晚餐后1小时	睡前
周一	4.5	7.9	3.5	6.7	4.7	9.4	8.3
周二	5.1	8.5		5.9	5.0	10.2	
周三			2.5	6.0	4.1	7.4	9.1
周四	3.8	8.0	11.1	5.8	5.0	7.9	
周五	4.4	8.1	4.4	6.1	3.3	9.1	7.8
周六	4.8		4.9		4.4	10.2	
周日		9.6	5.2	7.8	3.9	7.7	

▢ 为什么我的医生不给我开足够的试纸？

虽然最新的NICE指南明确了血糖监测的频率，但仍经常看到患者抱怨怀孕期间进行血糖监测的试纸不够。如果你在获取正确数量的试纸以进行正确频率的血糖监测方面有任何困难，那么糖尿病团队或助产士可以联系你的产科医生，给他们建议。记住，你所有的试纸在怀孕期间应该是免费的[①]。

▢ 为什么我不能有一个连续的血糖监测仪而要不断地刺自己呢？

自从有了血糖检测以来，专家们一直试图找到一种方法来克服每天多次血糖检测的烦恼。一种已经出现了几年的系统叫作连续血糖监测系统（CGMS）。这包括将一根小塑料管或套管穿过皮肤（通常在腹部）插入皮下的脂肪组织。这根管子连接在一个电子传感

---

① 译者注：我国目前妊娠期糖尿病患者的血糖监测试纸需要自行购买。

器上，该传感器位于腹壁上，连续记录脂肪组织中的葡萄糖水平。传感器放置几天后才会被取出以对其中的数据进行分析。不幸的是，现在这样的CGMS并不常用于GDM，因为它们不会从你正常、定期的自我血糖监测中获得太多额外的信息。CGMS也可能很麻烦（而且对国民健康保险制度来说很昂贵，因为在撰写本书时，该系统还没有得到常规资助）。它们通常是预留给已经每天需要多次注射胰岛素，而血糖水平仍难以控制的1型糖尿病患者的。你可能会在产前糖尿病诊所遇到使用CGMS传感器，甚至胰岛素泵设备的患者，但目前很少（甚至没有）地方会对妊娠期糖尿病患者用CGMS。

▣ 血糖过低怎么办呢？

低血糖是对血糖过低的称呼。目前没有一个公认的定义，但基本上与血糖值在3.5mmol/L左右或更低（不同的人不同，有些人不敏感或更敏感）有关，低血糖者常合并以下症状：

- 颤抖；
- 出汗；
- 焦虑或易怒；
- 脸色苍白；
- 感到饥饿。

如果你使用格列本脲或注射胰岛素来控制妊娠期糖尿病，你可能会有低血糖的风险。

有低血糖高风险的准妈妈应了解低血糖的高危因素，学习如何识别这些症状。如果低血糖不及时治疗，没有足够的葡萄糖使大脑正常工作，可能会导致意识丧失。低血糖的即时治疗方法是吃一些含糖的食物或饮料，如葡萄糖水或葡萄糖片和不加糖的果汁。你可能得准备一杯浓缩葡萄糖饮料在身边，以防你出现低血糖。难把握的技巧之一就是不要过度治疗和限制眼前的每瓶含糖饮料。低血糖不是一种很好的感觉，它会诱使你摄入大量的碳水化合物，但这会导致高血糖，并需要一段时间来恢复！

我做不好!

别担心。这确实很难。你突然有一个全新的医疗问题要处理，这可能很棘手。其中一个主要问题是，这与生活方式和我们每天所做的事情紧密相关，以至于围绕着妊娠期糖尿病存在大量的内疚和指责——似乎这是你自己故意造成的一样!

没有人会期望你的血糖水平能马上达到完美水平。这需要时间和努力，你将得到产前诊所里所有团队成员的支持，你不会是第一个或最后一个对妊娠期糖尿病感到沮丧的人，但是你会很容易获得帮助。我们会在第4章到第8章讨论更多关于葡萄糖、饮食，以及饮食控制的内容。

第四章 饮食和生活方式——妊娠期糖尿病管理的基石

伊丽莎白起初不喜欢"她所吃的食物有问题"这一假设。她一直以自己是一个好厨师而自豪，她会关注自己的饮食，会在周末出去散步或下班后做有氧运动。与营养师柯斯蒂交谈后，她发现自己的食物显然没有问题，是标准的健康饮食。然而，妊娠期机体的变化，以及患妊娠期糖尿病后机体糖代谢的方式的不同，使她的机体对食物的代谢方式发生了改变。

柯斯蒂解释了"升糖指数"和某些食物吸收为何比其他食物快。例如，玉米片和维他麦（Weetabix）进入人体后的代谢差异，并且为伊丽莎白的饮食提供各种替代建议，让她的身体减少血糖激增，维持稳定的血糖水平。带着饮食计划和一份健康零食清单，伊丽莎白和乔恩出发去了超市，以开放的思想和丰富的想法完成了他们每周的食物采购。

▣ 为什么饮食对妊娠期糖尿病如此重要？

人体新陈代谢主要有两个方面。其一，在静息或禁食状态下会发生什么——细胞和组织会以稳定的速度消耗能量，各司其职。其二，当忙碌起来而对能量有需求波动或者葡萄糖突然从肠道进入我们的身体时，机体则处于活跃状态。

妊娠期糖尿病与机体在这两种情况下如何代谢葡萄糖有关。在静息状态下，机体一边消耗葡萄糖，一边在肝脏的存储中生成葡萄糖。在这种情况下，较高的血糖水平与预先确定的基础代谢和遗传因素，以及胰岛素抵抗因素有关。短期内，我们几乎无法改变这种情况。

然而，在我们进食时，随着葡萄糖从肠道进入身体并进入血液，各种各样一连串的生理反应和激素都会被释放出来，导致代谢发生变化。吸收碳水化合物的速度和摄入碳水化合物的量是关键影响因素，并且是完全可以被改变的。调整饮食摄入可以对妊娠期糖尿病患者的血糖水平产生很大的影响，并显著改善其血糖水平。

因此，我们来到妊娠期糖尿病患者的"第一站"——营养师。

▣ 当我见到营养师时会发生什么？

营养师会非常熟练地了解你的健康状况和你的饮食。你的营养师将告诉你妊娠期糖尿病的基本知识、规律饮食的重要性，以及某些食物将如何对你的血糖水平产生更大的影响。

你的营养师可以详细地为你解说碳水化合物摄入量及如何控制它，并为你概述特定食物所含有的碳水化合物及其特点。因为你通常很难知道饮食调整从哪里开始，营养师还会为你提供一些关于饮食计划、低升糖指数饮食和合适的零食选择。

对于患有妊娠期糖尿病的准妈妈来说，饮食的一般原则是每天三顿中等分量的正餐，三餐之间摄入零食。这种组合已被证明能最有效地帮助维持血糖水平。有时人们可能会发现，当他们不觉得特别饿的时候，很难像这样吃东西或吃零食。这可能是你习惯了不吃早餐或午餐，或者不喜欢在工作时或两餐之间吃东西。比起被直接告知你该做什么，最好的方式是和你的营养师一起找到最适合你的饮食方案。当你开始尝试时，试错通常是一种明智的方法，因为每个人的新陈代谢（和生活方式）略有不同。

　　了解了这么多，面诊结束后，你仍然可能对正确的答案感到不确定。你也需要消除很多关于糖尿病和食物的误解。如果你刚被确诊，不确定你能吃什么、不能吃什么，以下信息是你需要知道的。

妊娠期糖尿病的饮食管理原则

◎小心摄入碳水化合物。

◎低升糖指数食物（缓慢释放碳水化合物）。

◎减少糖分。

◎规律进食。

◎适当的份量。

◎避免"糖尿病食品"。

▣ 什么是碳水化合物？

　　碳水化合物是所有饮食的重要组成部分，也是燃料或能量的主要来源（包括糖、淀粉和纤维素）。其专业定义是：存在于食物和活体中的一大类有机化合物。它们含有与水相同比例（2∶1）的氢和氧，通常可以在动物体内分解释放能量。

　　碳水化合物与其他主要营养物质（脂肪和蛋白质）一起构成了人类饮食的基础。

　　含碳水化合物的食物包括小麦、面包、大米、土豆和粗麦粉。食用后，它们被消化、吸收并转化为葡萄糖（多种糖中的一种），然后被身体用于肌肉和大脑等组织的能量供应。碳水化合物从肠道中被吸收，并通过血液输送到需要它们的地方。控制这一过程的重要激素是胰岛素（稍后会详细介绍），它会激活葡萄糖的摄取。妊娠期糖尿病时胰岛素的作用不如正常情况下有效，这意味着血液中的葡萄糖水平会随着饮食的种类和数量而上升和波动。我们要避免的是妊娠期糖尿病患者出现体内葡萄糖过量。

食物并不是影响血糖水平的唯一因素，但它是一个重要的因素，而且相对容易改变。

▣ 我能从饮食中去除所有碳水化合物吗？我不能严控碳水化合物吗？

鉴于我们知道了"过多的葡萄糖是有害的"，为了克服妊娠期糖尿病的问题，我们可能会想要从饮食中去除碳水化合物。然而这并不是一个好方法。人类通过几十万年的进化以避免在饥饿时血糖水平下降，在限制碳水化合物的情况下，人体会开始认为自己处于饥饿状态，并激活各种一连串代谢来克服能量摄入的不足。这主要包括分解原有储备的葡萄糖和脂肪，并由肝脏产生新的葡萄糖。这些储备能量的触发导致血糖水平激增甚至达到峰值，我们知道血糖波动是不好的，而脂肪分解会产生一种称为酮体的物质——酮体是一类很好的临时能量供应物，但长期如此，酮体会发生积聚。酮体是酸性的，对胎儿的大脑不好，且会让你感到昏睡、乏力，还会导致头痛。

简单地减少碳水化合物意味着你将没有足够的营

养和葡萄糖水平来满足你自己的能量需求，或没有足够的能量来满足胎儿的生长，你将面临血糖水平波动的风险，并可能对胎儿产生潜在毒性影响。理想情况下，你需要维持的是一个有规律的、持续的碳水化合物摄入水平，你的身体能够代谢，而不会引起高血糖水平。

什么是低GI饮食?

当我们考虑到并不是所有的碳水化合物都是一样的时，事情就变得更加复杂了。碳水化合物的升糖指数（GI）本质上用于评价它们被消化和吸收到血液的速度。升糖指数于1982年由多伦多大学提出并逐渐形成体系，是一个根据碳水化合物对血糖水平的影响来比较碳水化合物的系统。GI"高"的食物，如甜甜圈，会很快被吸收到血液中并引起血糖波动。低GI的食物（如全麦面包、印度香米）消化和进入血液的速度要慢得多，这样身体就有更多的时间产生所需的胰岛素来处理它们。

为妊娠期糖尿病准妈妈推荐低GI饮食计划，因为它会：

- 防止血糖水平的剧烈波动；

- 让你的饱腹感更持久，减少饥饿感；

- 可以帮助控制体重；

- 有助于降低胆固醇；

- 有助于降低胰岛素抵抗。

大多数妊娠期糖尿病准妈妈可以通过饮食措施来控制血糖水平，通常是通过在一天中间隔吃少量的低GI食物。饮食安排可能大致如下：

- 早餐，30克碳水化合物；

- 上午零食，15克碳水化合物；

- 午餐，25～30克碳水化合物；

- 午后零食，15克碳水化合物；

- 晚餐，45克碳水化合物；

- 睡前零食，15克碳水化合物。

以上方案将提供每天大约1800卡路里；此外，作为平衡饮食方法的一部分，蛋白质和脂肪的含量均约为60克，外加每天约25克的纤维素。计算碳水化合物是有用的（但不是必需的），当你学习了什么是最好的食物（以及避免什么）时，它将成为你与营养师讨论的一部分。如果碳水化合物的摄入量过高，就会导致血糖水平上升。相反，没有足够的碳水化合物对你来说意味着低血糖，无法为胎儿提供足够的能量。

如何吃得好确实需要一点计划，有时你可能需要早起一点，以确保你有时间做一顿营养均衡的早餐。试着考虑提前准备饭菜或批量烹饪，让生活更轻松。

是什么决定了食物的低GI或高GI？

这主要取决于食物中直链淀粉（一种淀粉）与支链淀粉（另一种淀粉）的相对比例。直链淀粉含量较高的食物（如扁豆），升糖指数较低，而支链淀粉含量较高的食物（如土豆），升糖指数较高。以纯葡萄糖或糖为例，其GI值为100，可以被身体很快吸收，会导致血糖水平飙升。

如果你通常吃很多加工食品——早餐麦片、白面包、饼干和蛋糕（大量精制的纯糖），你的血液中会有很多快速可用的能量，你的新陈代谢会利用这些能量，而不是利用你的脂肪储备供能。含有更多缓慢释放碳水化合物的淀粉类食物（如燕麦和全谷物），没有这种明显的效果。因此，低升糖指数饮食是根据血液循环中葡萄糖水平的最小变化（或低GI；表4-1）来选择食物的。

食用低GI的碳水化合物食物使血液中葡萄糖的水平稳步上升，从而使胰岛素小幅度温和上升。胰岛素的小幅度增加会让你在进食后的数小时内感到饱腹感和精力充沛，也会促进身体燃烧脂肪。

- 低GI食物提供天然的、缓慢释放的能量。
- 一般来说，碳水化合物加工得越少，GI越低。
- 白色食品，包括用白面粉和白糖制成的加工食品，往往会有较高的GI，导致血糖突然飙升。
- 高纤维素食物消化时间较长，因此血糖水平的上升速度较慢。纤维素也能增加饱腹感，有助于防止暴饮暴食。大多数蔬菜/全谷物、豆类、坚果、种子和水果，在你整个吃下去的时候都是富含纤维素的。

表4-1 日常食品升糖指数

	低GI食品 （GI低于55）	中等GI食品 （GI 55～70）	高GI食品 （GI超过70）
早餐 谷物	粥（42） 全麸皮（30） 天然麦片粥（40） 燕麦片（50）	迷你小麦（58） 谷维滋（66） 小麦片（66） 全麦维（68）	玉米片（80） 膨化小麦（80） 麦圈（74） 脆米饼（80） 维他麦（75） 苏丹麸皮（72） 麸皮片（74） 可可米（77）
面包	全谷物面包（46） 全麦面包（49） 酸面包或黑麦面包（52） 大豆和亚麻籽面包（36）	羊角面包（67） 汉堡面包（61） 白色塔面包（57） 全麦黑麦面包（62）	白色面包（71） 百吉饼（72） 法棍面包（95）
乳制品	全脂牛奶（30） 脱脂牛奶（31） 甜酸奶（32） 豆奶（44） 奶油（35） 巧克力牛奶（41）	冰淇淋（62）	
主食	新土豆（54） 白长粒米（50） 糙米（50） 珍珠米（23） 红薯（48） 方便面（45） 小麦面食（54）	印度香米（58） 蒸粗麦粉（64） 土豆罐头（63） 烤土豆（60） 野生大米（55）	速溶白米（85） 短粒白米（84） 新鲜土豆泥（75） 薯片（75） 速溶土豆泥（80）

续表

	低GI食品 （GI低于55）	中等GI食品 （GI55～70）	高GI食品 （GI超过70）
蔬菜	冷冻豌豆（40） 冷冻甜玉米（45） 生胡萝卜（16） 煮胡萝卜（41） 茄子（15） 西蓝花（10） 花椰菜（15） 甘蓝（10） 蘑菇（10） 马铃薯（14） 莴苣（10） 青豆（15） 甜椒（10） 洋葱（10）	甜菜根（60）	南瓜（75） 欧洲萝卜（95）
水果	樱桃（22） 李子（24） 柚子（25） 桃子（28） 黄桃罐头（30） 苹果（34） 梨子（41） 杏干（32） 葡萄（43） 猕猴桃（47） 橙子（40） 草莓（40） 梅子（29）	芒果（60） 葡萄干（56） 香蕉（58） 提子干（64） 菠萝（66）	西瓜（80） 枣子（100）

续表

	低GI食品 （GI低于55）	中等GI食品 （GI55～70）	高GI食品 （GI超过70）
豆类	芸豆（52） 棉豆（36） 鹰嘴豆（42） 扁豆（31） 红扁豆（21） 绿扁豆（30）	茄汁豆（56）	
零食	士力架（41） 坚果麦片条（49） 海绵蛋糕（46） 牛奶巧克力（42） 鹰嘴豆泥（6） 核桃（15） 腰果（25） 坚果和葡萄干（21） 果酱（51）	全黑麦饼干（63） 消化饼干（59） 蓝莓松饼（59） 蜂蜜饼干（58） 燕麦饼干（55）	水饼干（78） 年糕（87） 膨化脆饼（81） 甜甜圈（76） 烤饼（92）

转换为低GI饮食

◎选择棕色（全麦）食物，比如全麦面包、意大利面、米饭和饼干。

◎把鱼、鸡、奶制品等蛋白质类食物和面包、土豆、意大利面等碳水化合物结合起来。例如吃零食时，要一把坚果（蛋白质）和一片水果（碳水化合物）一起吃。

◎使用新鲜的土豆而不是长时间放置的土豆，带皮煮而不是捣碎、烘烤或者是削片。

◎不使用高GI的玉米淀粉，而是使用一点芝麻酱或坚果酱将酱汁变稠。

◎选择富含直链淀粉的印度香米而非其他种类的白米。

◎避免"速食"或"易煮"的食物，这些食物往往是精加工的。

◎食用无盐的坚果、种子或者是燕麦蛋糕，而不是甜点和饼干。

◎在正餐或者零食中至少包含一种低GI食物。

◎用醋和柠檬汁调味。酸度能够降低碳水化合物的GI值。

◎不要过度烹饪碳水化合物，因为这会增加碳水化合物的GI值。

◎在正餐或者零食中加入蛋白质。蛋白质食

物包括瘦肉、鸡肉、鱼、蛋、低脂奶酪和豆类。

◎加入豆类，如焗豆、芸豆、黄油豆（butter beans）、鹰嘴豆。他们含有蛋白质和碳水化合物，并且升糖指数低。

◎摄入大量不含淀粉的蔬菜和沙拉。

小贴士：本章的结尾有一份膳食计划和食谱。

孕期低GI饮食对健康有什么影响？

积极的一面是遵循低GI饮食可能会让你体重减轻。这是因为这类食物会让你的饱腹感持续更长时间。但是值得注意的是，低GI并不意味着低脂肪，所以你可能需要注意你饮食中的脂肪含量。

如果你担心自己有患2型糖尿病和心脏病的风险，低GI饮食也是非常有帮助的，其可以改善血糖和胰岛素的控制，并且有助于控制胆固醇水平。稳定的血糖水平也意味着你的精力、情绪和注意力水平都会有所改善。

早餐示例：

- 维他麦片
- 全麸片
- 希腊酸奶加水果
- 苹果亚麻仁粥
- 含榛子和覆盆子的什锦麦片（不过要注意选择种类，因为有些品牌为了有更好的口味加入了糖）
- 水煮蛋或炒鸡蛋配全麦吐司
- 柚子、杏子和橙子沙拉
- 肉桂燕麦棒
- 蘑菇煎双蛋配菠菜
- 西红柿炒豆腐
- 煎饼配水果和酸奶
- 西葫芦和玉米松饼
- 香蕉蓝莓低糖面包。

以下是根据GI评定的其他早餐食品：

- 低GI（＜55）的早餐食物：奶酪、鸡蛋、土豆饼、燕麦片、半脱脂牛奶、全麦面包、杂粮面包、橙子。

- 中等GI（55~70）的早餐食物：香蕉（避免熟透的香蕉）、麸皮和蓝莓松饼、羊角面包、速溶麦片或燕麦粥、碎麦粥、全麦维。

- 高GI（>70）的早餐食物：白面包、面片、米脆饼、百吉饼、早餐烤饼、华夫饼。

零 食

许多机构建议妊娠期糖尿病患者在怀孕期间每天定时吃零食，例如：上午10点、下午3点和睡前。这将有助于维持稳定的血糖水平，避免饥饿，避免低血糖，阻止肝脏释放自己的葡萄糖储备。如果你在使用某种药物治疗糖尿病，存在低血糖的风险，那么吃零食是有益的。如果你使用的药物使你需要常规吃零食来预防低血糖，这就需要告诉你的医疗团队。

如果你感到饥饿，选择健康的零食，比如水果和蔬菜。关键是要为这些零食做好计划，注意分量，并监测它们对你血糖水平的影响。限制摄入高热量、低营养的零食和饮料，如糖果、蛋糕、薯片、碳酸饮料、功能饮料等。

低GI零食示例：

- 一把杏仁或核桃
- 苹果脆片
- 花生酱全麦饼干
- 混合种子（葵花籽、亚麻籽和南瓜子）
- 鹰嘴豆泥和蔬菜蘸酱（黄瓜、辣椒、胡萝卜）
- 红薯角
- 烤全麦皮面包
- 新鲜大豆加少许盐
- 三分之一杯杏干
- 年糕或者燕麦饼
- 煮鸡蛋
- 山羊奶酪梨片
- 蓝莓、覆盆子和葵花籽
- 根茎类蔬菜脆片

- 希腊酸奶
- 格兰诺拉燕麦卷①
- 1/4杯辣番茄酱加1/4杯干酪配10个玉米片
- 10个椒盐脆饼加2汤匙花生酱或杏仁黄油
- 两块黑巧克力（超过70%的固体可可）。

如果你平时不常吃零食，你可能会觉得吃零食很不习惯。在两餐之间吃零食是一种帮助减少饥饿感的有效方式，有助于稳定你血液中的葡萄糖水平，提供额外的能量。但记住，零食只能适量食用。

午餐示例：

每天晚上花几分钟做午餐，为第二天做好准备。这样的话，即便你第二天早上起晚了，午餐已经准备好了，你也不用吃外卖的垃圾食品了。

- 金枪鱼彩虹沙拉配全麦面包
- 蔬菜、腰果、豆腐炒饭
- 蒜泥三文鱼意大利面

---

① 译者注：一种燕麦和坚果制作的零食。

- 全麦皮塔饼配沙拉，酸奶和金枪鱼，鸡蛋或三文鱼
- 烤红薯配蔬菜
- 对虾和西柚面沙拉
- 绿色俱乐部三明治①
- 豌豆小胡瓜香蒜沙司汤
- 番茄辣椒汤
- 墨西哥豆沙拉
- 全麦羊排
- 烤豆配全麦吐司
- 鸡胸肉配甜玉米、低脂调料和生沙拉
- 牛油果酱蘸生蔬菜
- 白软干酪和沙拉三明治。

晚餐示例：

- 牛肉炒面
- 通心粉和芸豆沙拉

---

① 译者注：指三片面包两层夹馅的三明治。

- 烤芝麻牛肉配红卷心菜和凉拌卷心菜
- 五香炖鸡
- 柠檬茴香鲈鱼
- 鸡肉蘑菇烩饭
- 牛肉末炖红薯
- 烤鲑鱼和花椰菜
- 大蒜虾和小扁豆
- 全麦意大利面，杏仁和西蓝花
- 鹰嘴豆咖喱
- 辣椒鸡汤
- 牛肉和大麦
- 混合米饭，豆类和西班牙香肠
- 藜麦、鸡肉和南瓜汤
- 羊排和希腊沙拉
- 蒸粗麦面粉和鹰嘴豆沙拉
- 烤羊肉配烤蔬菜
- 鸡肉和香草肉丸
- 鸡肉和大豆玉米卷饼。

▣ 低GI的食物很单一，我错过的食物太多了，我又该怎么办呢？

低GI的食物较中高GI的食物消化得慢，所以你的饱腹感会持续更久，摄入更少的能量也不会感到饥饿。并且，在膳食中添加低GI食物能降低整餐的升糖指数。

应避免的食物

我们尽量不要成为食物狂热者，但是很明显，有些食物即使适量也会导致新陈代谢问题，我们建议在怀孕期间完全避免吃这些食物。许多人发现，在诊断为妊娠期糖尿病后，他们所做的饮食调整有助于改变他们短期和长期的饮食习惯，并有助于摆脱对甜食的嗜好。任何这样的饮食改变都是全家共同完成的，因为当你坐在一个喝着可乐、吃着披萨的人旁边的时候，吃一顿健康的饭是十分困难的。这就意味着不要在食物中添加糖或者甜味剂，包括蜂蜜。应避免的食物包括：

◎加工过的早餐产品，如玉米片、糕点、百吉饼、甜甜圈、含糖早餐麦片。

◎碳酸饮料。一罐可乐里有9茶匙糖这件事还需要我多说吗？

◎猪肉、香肠卷、羊肉、热狗和牛肉，这些都是高升糖指数食品。可以用鸡、火鸡、白鱼和贝类来替代。豆类也是一种健康的肉类替代品，大多数都是低GI食物，包括四季豆、扁豆和黑眼豌豆。

◎由精制白面粉制成的含有大量添加糖或者蜂蜜的碳水化合物、含有大量脂肪的食物。例如蛋糕、羊角面包、布丁、饼干、果汁、软饮料、甜酒、棒棒糖、薯片、披萨、油炸食品和外卖食品。

◻ 有人刚从超市给我买了一些糖尿病食品，我该怎么办？

避免食用标有"糖尿病"或者"适合糖尿病患者"的食品。这些食品与非糖尿病食品含有相似的热量和脂肪，会影响你的血糖水平。它们通常价格更昂贵，而且可能导致腹泻。坚持吃平常的食物。如果你想犒劳一下自己，那就吃一些你想吃的日常食品，但应注意控制分量。

◻ 还有什么是我在怀孕期间应该避免吃的吗？

避免食用汞含量较高的鱼类，如金枪鱼。虽然可能会令人不快，同时也建议避免吃生的贝类，以降低食物中毒的风险。避免食用某些类型的奶酪、生的或者未煮熟的鸡蛋、肉类、肝脏和未经巴式消毒的牛奶。

🔲 孕期能否饮酒？

关于孕期饮酒的安全性尚存在争议和不确定性。孕期能否饮酒的答案并不确切，当然，酗酒不是一个好主意。由于酒精会增加流产的风险，也许滴酒不沾才是孕期最安全的选择，尤其是在怀孕的前3个月，应当避免酒精的摄入。

我们都知道，酗酒有害健康。对于孕妇而言，醉酒或酗酒（定义为一次饮酒超过7.5单位①）可能会对胎儿有害。使用胰岛素或格列本脲治疗妊娠期糖尿病的孕妇，饮酒更容易导致低血糖的发生。

我想孕期避免超重

孕期不是节食的好时机。不建议在孕期以减肥为目标进行节食，这可能威胁孕妇自身及胎儿的安全。然而，适当的饮食控制和运动有助于避

---

① 译者注：在英国1单位酒精等于10毫升酒精。

免孕期多余的增重。同时能帮助孕妇更好地管理妊娠期糖尿病，增加健康妊娠的可能性。

患有妊娠期糖尿病的孕妇再次妊娠后患妊娠期糖尿病的风险及远期患2型糖尿病的风险均较高。因此，分娩后继续执行健康的饮食计划很重要，有助于控制体重、降低再患妊娠期糖尿病及发展为2型糖尿病的风险。

▣ 我能否通过减少午餐后碳水化合物的摄入来控制夜间血糖？

不，那没有用。如果你早晨的空腹血糖水平高于推荐的血糖水平，那是由于夜间肝脏代谢释放了葡萄糖，单纯地减少饮食中碳水化合物的摄入并不能改善这一情况。如果是这种情况，你需要服用药物或使用胰岛素，具体的治疗方式取决于你的治疗中心。

不要漏掉某一餐

尽量在每天固定的时间段内吃营养均衡的食物，每顿饭的食物量要相同。每天吃三顿小到中等分量的食物。使用一个较小的餐盘可以帮助你注意你的分量。你也可以吃两到四次零食，包括一次饭后零食，以帮助你维持血糖水平稳定。

关于脂肪

脂肪的名声相当不好，但我们确实需要它们。脂肪有助于隔离脏器、调节体温、帮助吸收脂溶性维生素（维生素A、维生素D、维生素E和维生素K）。

脂肪在我的身体里是如何发挥作用的？

像蛋白质一样，脂肪不会在体内转变成葡萄糖，但一些高脂肪食物似乎能间接影响血糖水平。饱和脂肪酸（或动物脂肪）往往会使体内胰岛素更难发挥作用（发挥类似绒毛膜促性腺激素的作用），因此，若你吃完意大利面（含奶油酱）、馅饼或羊角面包后，你往往会发现你的血糖水平更高，这是因为这些脂肪的存在使你更难清除这些食物中的葡萄糖。

⊡ 怀孕期间吃什么脂肪最好？

怀孕期间脂肪摄入过多容易导致体重超标，若食用大量的饱和脂肪酸（如全脂奶制品、肥肉、松饼、薯片或饼干等零食）会导致胆固醇过高，也会加速胎儿的成长——尤其是孕妇患有妊娠期糖尿病时。脂肪会干扰体内处理葡萄糖的方式，其影响可以持续至饭后数小时。怀孕期间准妈妈应尽量避免食用油炸食品和外卖，如薯片、汉堡和披萨。

最健康的脂肪选择是橄榄油和其他植物油（棕榈油除外）、牛油果、坚果、油性鱼类和瘦肉。

疑难解答

如果你餐后血糖测定值偏高，请考虑以下

几点：

◎尝试将膳食中的碳水化合物总量减少四分之一，看看血糖测定否会产生变化。

◎争取将碳水化合物的摄入量分散到一天中。能不能每餐少吃一点，稍后再吃点零食？

◎确保你的膳食中含有均衡的蛋白质和非淀粉类蔬菜。碳水化合物不应占主导地位。

◎这一餐的脂肪含量高吗？

🗔 **我已经改变了我的饮食习惯，我每天都在散步，做所有正确的事情，但我的血糖水平却一直在上升。我做错了什么？**

你可能什么都没有做错。关于妊娠期糖尿病最令人苦恼的一点是，你不能总是预测事情会如何发展。你做出了合理的饮食改变，但仍然有高血糖症。这不是你的错，也不是腹中宝宝的错，更不是任何人的错，坦白来讲，这正是妊娠期糖尿病的本质——体内产生足够的胰岛素来控制葡萄糖的能力受损。这时我们需要考虑用其他方法来控制血糖水平——详见第五章和第六章。

> ### 膳食计划
>
> 将膳食计划中的例餐混合起来是很重要的（见表4-2），因为每天吃同样的食物难免会让人厌烦。通过反复的尝试和纠错，食物如何对你的血糖造成影响将变得更清楚。

表4-2 每周膳食计划示例

	早餐	零食（上午）	午餐	零食（下午）	晚餐	零食（睡前）
周一	2×全麦吐司配花生酱	1×苹果	皮塔面包配金枪鱼沙拉	少许葡萄	辣椒炖鸡	种子混合物
周二	麦片粥/粥	一把杏仁	羊肉意大利面	一把杏仁	藜麦、鸡肉和南瓜汤	烤过的全麦皮塔面包
周三	烤面包配鸡蛋	杏干	鸡肉沙拉和面包	煮鸡蛋	鹰嘴豆咖喱饭	燕麦棒

续表

	早餐	零食（上午）	午餐	零食（下午）	晚餐	零食（睡前）
周四	维他麦配香蕉片	种子和坚果混合物	番茄汤	1×桃子	炒牛肉和面条	梨片配山羊奶酪
周五	麦片粥/粥	1×梨	全麦吐司配烤豆子	全麦饼干	混合米饭、豆子和香肠	2×黑巧克力
周六	希腊酸奶配蓝莓	3×花生酱燕麦饼	希腊沙拉配大虾	葡萄干吐司和一杯牛奶	蒜蓉大虾和扁豆	1×苹果
周日	斯佩尔特煎饼①配覆盆子和草莓	蔬菜脆片	烤羊肉配烤蔬菜	2×燕麦饼干	鸡肉和香草肉丸	2×燕麦饼

低升糖指数食谱

黑豆炒蛋（两人份）

这是一道健康的早餐，富含蛋白质、牛油果

---

① 译者注：斯佩尔特煎饼指用斯佩尔特小麦做的煎饼，可以考虑用燕麦煎饼替代。

和橄榄油的有益脂肪，还有绿色植物菠菜。

原料：

◎4个中等大小的鸡蛋

◎调味品，如小茴香籽、辣椒和1瓣碎大蒜

◎橄榄油

◎1个小洋葱，切碎

◎1罐黑豆，沥干水分

◎1个中等大小的西红柿，切丁

◎一把新鲜菠菜，切碎

◎1个成熟牛油果，切碎

◎1个葡萄柚，切成两半

烹饪方法：

◎将鸡蛋和香料混合在一起。

◎在煎锅中加热橄榄油，小火烹煮洋葱直至洋葱变软。

◎倒入鸡蛋。

◎放入沥干的黑豆和切碎的西红柿。

◎然后加入切碎的菠菜，将鸡蛋煮至你喜欢的程度。

◎分成两份，然后加入切碎的牛油果。

◎搭配半份西柚食用。

谷物与新鲜水果混合（两人份）

梨与种子和坚果的混合物给你带来低升糖指数的水果负荷，亚麻粉含有大量的$\Omega-3$，并具有很好的坚果味道。

原料：

◎2汤匙亚麻粉

◎2汤匙芝麻

◎2汤匙杏仁粉

◎2汤匙榛子粉

◎1/2茶匙香草

◎1/2茶匙肉桂

◎1杯纯希腊酸奶

◎切片的梨。

烹饪方法：

◎将前六种原料放在一个中等大小的混合碗中，并一起搅拌。

◎将混合物分成两碗，然后在上面加上希腊

酸奶和梨片。

南瓜和水煮蛋（两人份）

这是一道营养均衡的美味佳肴，可以在一天中的任何时间食用。它还有一个好处，就是不含麸质。

原料：

◎橄榄油

◎1个南瓜，切碎

◎半个西葫芦，切碎

◎1个小红洋葱，切碎

◎2茶匙咖喱粉

◎1/2茶匙肉桂

◎1或2个鸡蛋

烹饪方法：

◎在中至大号煎锅中加热橄榄油。

◎将蔬菜、咖喱粉、肉桂和一小撮盐放入锅中。

◎充分搅拌南瓜块，直到它变得焦脆。

◎在一锅沸水中煮两个鸡蛋。

◎当南瓜变软时，关火。

◎捞出鸡蛋沥干，与蔬菜混合后一起食用，根据你的口味调味。

菠菜煎蛋饼（两人份）

这是一款健康的、易于烹饪的咸味小吃，与蔬菜沙拉一起食用。烹调这道菜你需要一个有6或8个孔的松饼盘。

原料：

◎1个小红洋葱，切碎

◎橄榄油

◎冷冻菠菜，约10克，解冻后挤干水分

◎2瓣大蒜

◎6个大鸡蛋

◎盐、胡椒粉、肉豆蔻

烹饪方法：

◎将烤箱预热至350℃。

◎在一个8孔松饼盘的内部涂上橄榄油。

◎在一个小煎锅中，加热剩余的橄榄油，并将切碎的洋葱煮至变软。

◎将大蒜碎和菠菜放入小煎锅中搅拌约1分钟，然后放在一边。

◎将鸡蛋和调味料搅拌在一起，然后倒在蔬菜混合物上。

◎将以上混合后的食材搅拌在一起，然后平均分配到松饼盘中。

◎烘烤约15分钟，直到它膨胀并呈现出漂亮的棕色。

◎从盘中取出，趁热食用。

对未来饮食有何建议？

健康、平衡的饮食，意味着规律进餐，选择优质的碳水化合物作为能量来源，并注意份量，还要有水果和蔬菜，少吃饱和脂肪、糖和盐。

第五章 我现在必须运动？

　　伊丽莎白正在努力适应饮食的变化，因此她错过了很多她真正想要吃的东西。有时她会偏离正轨，从别人的盘子里吃一些"禁止"的食物。

　　她的血糖水平确实有所改善，但通常在餐后（特别是晚餐后），血糖水平就会缓慢地超过目标值，她感到非常苦恼。伊丽莎白下决心尽可能地把血糖控制好，于是她遵照糖尿病专科护士茱莉亚的建议，每天晚饭后在街区散步。值得一提的是，这起到了作用。20分钟的来回步行，消耗了更多的葡萄糖，让她的餐后血糖控制在目标区域内——餐具通常在她回来之前就洗好了。

运动会带来很大不同吗？

是的！除了新的饮食方式外，还鼓励患有妊娠期糖尿病的孕妇定期运动，如每天至少散步半小时，这样的事情进行起来并不困难。

即使在臀部疼痛或脚踝肿胀的日子里，散步也是消耗体内多余葡萄糖的有效方法。这是简单有效的。如果你的血糖很高，或者你知道自己吃得太多，那么散步都是有用的，运动可以先发制人。运动之所以有效，是因为肌肉在运动时需要额外的能量。适度运动时，我们的肌肉消耗葡萄糖的速度几乎是静息状态的20倍。这有助于迅速降低血糖水平。

运动还有什么作用？

怀孕期间有规律的日常锻炼不仅有助于控制血糖，还对健康有其他好处，包括更好地适应分娩和母乳喂养的需求，也有助于提高睡眠质量，改善情绪，以及在分娩后尽快恢复。运动也会让你在忙碌的一天中有一些专属于自己的时间。

任何类型的规律运动都会对怀孕期间有所帮助。养成运动的习惯也许是关键，这样无论你做什么都能成为你日常生活的一部分——即使是每天一点点也会有帮助。

▣ 我不知道从何开始运动

最好在怀孕的前几周尽快开始运动。这将使运动成为你日常生活的一部分。在怀孕期间，运动的类型和运动量会发生变化。在怀孕的前3个月里，你可能会感觉十分疲惫，除了步行去商店再回来（而不是开车）之外，你不会再想做更多的事情。在孕中期，恢复精力后就可以做持续时间更长、更剧烈的运动，如散步、游泳、瑜伽和普拉提。在怀孕后期，你会变得更笨重，因此可以减少运动强度。

▣ 如何保持动力？我太累了！

如果可能的话，和朋友或其他孕妇一起运动是个好主意。当你知道有人在等着你的时候，是可以督促你早上起床或者出门。另一种方法是付费（健身房会员或课程订阅）。你知道如果你不去的话你会有所损失，这足以激励你去锻炼了。

此外，你可以提前计划，在车里或工作地点放游泳用品或一套运动服和运动鞋，以便有机会时可以进行运动。

- 给自己设定目标——可以是每天、每周或每月的目标，可以包括花在健身器械上的时间、步行距离、游泳距离——然后试着慢慢提高。

- 开始写运动日记。这有助于衡量你的进步并记录你的成就。还有很多智能手机应用和在线图表可用。此外，现在市场上有很多很好的可穿戴健身追踪器。

- 列一张有趣活动的清单。做你喜欢的事情，你更有可能坚持下去。试着参加一项全家人或朋友都喜欢的活动，比如游泳。

- 当你外出时，使用楼梯而不是自动扶梯或电梯总是明智的选择。

- 短途旅行要步行，而不是开车或乘公共汽车。
- 上下班，你可以从公共汽车或地铁上提前一站下车。
- 午餐休息时间出去散散步，或者提前半小时出门，这样可以增加锻炼的时间。
- 如果你的工作需要你长时间坐着，确保你有规律地站起来，并每隔一段时间走动走动。

⊡ 怀孕期间有哪些安全的运动可供选择?

所有的怀孕都是不同的，你能做的事情有时每天或每月也会有所不同。对于准妈妈来说，极度疲劳、持续恶心、睡眠困难、背部疼痛、骨盆疼痛和关节疼痛、慢性消化不良和许多其他问题都是很常见的。你能够控制的运动量和运动类型会受到所有这些因素的影响。

简单拉伸。每天做1或2次5~10分钟的简单拉伸将有助于保持你的柔韧性并发挥作用。这可能包括下背部伸展、大腿后侧拉伸和髋关节张开练习。一定不要过度拉伸!

散步。这项运动既自由又容易,你可以根据自己的目标和精力调整持续时间和强度。

游泳或水中有氧运动。这是一种很好的非负重运动,可以避免损伤关节。

产前运动课。看看当地是否有专门的孕期课程。这样的课程是在孕妇学校以小组形式进行的,对激励有好处。现在部分的产前瑜伽课非常适合孕期,是温和的锻炼方式,伴侣也可以参加。

自行车。在孕期骑自行车有时会有点棘手,因为你的重心和平衡可能会发生变化。固定式运动自行车(动感单车)可能是最好的,并且要小心观察骨盆疼痛情况,因为持续的鞍座压力可能会使疼痛更严重。

阻力训练。有一些简单形式的孕期阻力训练,既有效又易于实施。当你要经常举起、抱起和抱着宝宝的时候,这是一个非常有用的孕期准备。阻力训练的内容包括站姿下蹲和从矮椅子上站起来、蹲下去。

▣ 我应该避免什么运动?

在怀孕期间从事高强度或剧烈的运动不是一个好主意。要记住温柔和稳定是最重要的事情。怀孕期间不建议做以下运动:

- 高强度的慢跑或跑步;
- 有肢体接触的运动,如拳击或篮球;
- 潜水;
- 骑马;
- 蹦床;
- 高强度有氧运动;
- 跳伞。

▣ 运动过量导致低血糖怎么办?

如果你正在使用胰岛素或格列本脲来控制血糖,那么你需要记住,你发生低血糖的风险会略有增加。

低血糖不是一种好的体验，通常发生在血糖水平降至3mmol/L时。症状包括疲劳、易怒、精神错乱、饥饿和出汗。如果你专注于运动，有时很难发现这些症状，所以在运动期间定期检测血糖水平是很重要的。运动可以使你对胰岛素的作用更加敏感，所以在运动前稍微减少胰岛素剂量是需要的。这一点糖尿病团队可以帮助指导你。

如果你正在注射胰岛素，那么考虑以下简单的步骤来避免低血糖：

- 不要肌内注射胰岛素。
- 运动前半小时检测血糖。如果血糖水平较低，那么吃一点碳水化合物零食，以避免运动后低血糖发作。
- 运动一段时间后，如果感到不适，检测血糖水平。
- 运动不要过度。尽量坚持轻度到中等强度的运动。
- 随身携带一些含碳水化合物的饮料、食物或零食，以防万一。

▣ 运动中还有什么需要注意?

如果你能做一些让你起床走动的规律活动, 那么这不仅对控制妊娠期糖尿病有帮助, 而且对你的分娩、未来的健康和降低远期患2型糖尿病风险也有帮助。保持健康的最佳建议包括:

- 确保照顾好你的脚——穿一双舒适的鞋子。
- 保持水分充足。运动期间和运动后都要多喝水。
- 如果疼就停下来。在运动过程中肌肉酸痛是正常的, 但突然的疼痛就不正常了, 确保避免伤害自己是很重要的。

第六章　为你和宝宝保驾护航的药物

　　到妊娠33周，伊丽莎白已经对自己有了很多了解，知道了自己对某些食物的反应，并控制好了妊娠期糖尿病，控制住了不稳定的血糖值。乔恩为他们的新食谱帮忙采购和做饭，他们总的来说吃得很好，且减少了对甜食的渴望。他们甚至能够在吃完一天的主餐后走出房间，晚上去散散步，然后回来一起在户外度过一段美好的时光。

　　在下一次产前检查的前一周，伊丽莎白注意到她早餐后的血糖水平又开始上升了。那天其余时间还算正常，但她的血糖值一直是7.9mmol/L、8.4mmol/L，甚至还有一次是9.0mmol/L。她更换了早餐麦片并减少了份量，甚至有一天她没有吃任何食物，但这些让血糖情况更糟。她变得非常焦虑。当她在门诊见到糖尿病专科护士茱莉亚，茱莉亚建议她在这个时候服用小剂量的药物帮助她控制好血糖水平，她变得非常难过。伊丽莎白突然哭了起来，觉得自己是个巨大的失败者。在孕中期，她非常努力地让一切都恢复正常，但现在她真的很沮丧，因为她必须开始服用二甲双胍了。

伊丽莎白并不是一个习惯服药的人，她以前从来没有生过病。她第一次服用大片的白色的二甲双胍时，感觉就像吞下了一颗兽药，这让她一整天都感到恶心。然而，几天后，她发现恶心的感觉消失了，令人惊讶的是，早餐后血糖又下降了，甚至比以前好。伊丽莎白坚持服用二甲双胍，血糖的问题解决了。几周后，当她晚饭后血糖开始升高时，她知道她可能需要在晚餐时也同样服用一些二甲双胍。

合理饮食下病情却恶化了怎么办?

随着孕周的增长，你身体的需求会越来越多，而不是越来越少。毕竟，你体内正在孕育着另一个生命。这是一项艰苦的工作。胰岛素抵抗的潜在疾病过

程会在怀孕期间慢慢加重，你的身体有效处理碳水化
合物的能力会降低。

这意味着尽管你的饮食和生活方式发生了变化，
但血糖水平仍会继续上升。有些准妈妈的血糖水平可
能永远不会达到一个严重的阶段，在整个妊娠期，饮
食控制可以作为唯一的治疗方法；然而，在另一些人
群，她们的新陈代谢无法调节葡萄糖水平以保持血糖
稳定。

这是非常令人沮丧的，特别是如果你已经在准备
食物和进食的方式上做出了重大的改变。这些变化肯
定有助于降低糖负担，但不幸的是，仅仅靠这些可能
还不够。这个时候，重要的是不要感到失败——这是
GDM的特点本质，而不是你的问题。

为什么常常早上血糖水平很高？

有趣的是，通过进行定期血糖监测并简单记录结
果和反思，血糖反应的模式很快就可以显现出来了。
能看出某种食物或不同的运动方式对血糖的影响；通
过试错，你可以开始看到什么是有效的（更重要的

是，什么是无效的）。GDM的典型模式是早晨和早餐后的血糖水平难以控制。这可能是在没有任何其他问题的情况下发生的，而在其余时间里血糖水平完全正常。为什么会发生这种情况？ 许多人可能会认为这是因为前一天晚上吃了一顿丰盛的晚餐，但实际上这是由于身体在这个特定时间的正常激素释放规律引起的。

比如说，早上最显著的就是一种叫作皮质醇的激素水平增高的情况，它的一部分影响可以降低胰岛素作用的有效性，从而导致血糖水平的增高。在非糖尿病状态下，身体可以通过自身产生更多的胰岛素来快速应对这种变化，但在GDM个体中，这种现象不会有效地发生——通常这种情况被称为胰岛素抵抗，你可能在很多情况下听到过这个概念。胰岛素抵抗也与肝脏处理和储存葡萄糖有关。当你在两餐之间时（夜间通常是禁食最长的时间段），肝脏会释放少量的葡萄糖到血液中，但在GDM个体中，肝脏可以产生比平时更多的葡萄糖，并在一夜之间全部释放到你的身体中。

因此，这种情况就产生了一个问题。不同于正餐和零食引起的血糖增高大多可以通过体育锻炼和饮食改变来解决，早晨血糖的升高（如果持续的话）需要通过药物治疗来实现良好的血糖控制。

疑难解答

高的血糖值往往令人沮丧，但是首先需要确保你获得的数字是准确的。

◎你是否在吃完东西后等了足够长的时间来检测你的末梢血糖？

◎测血糖前你洗手了吗？

◎血糖仪工作正常吗？

◎你是否漏掉了一些体育锻炼？

◎你有不舒服或者有咳嗽、感冒或发热吗？

◎你是否感到有压力或情绪特别激动？

我可以尝试更长时间的饮食控制吗？

这是你需要和你的糖尿病团队讨论的问题。希望在怀孕的这个阶段，你对你的血糖水平模式有更多的认识，并且了解其全天的变化趋势。人们通常会发现把血糖值写在小册子或日记中作为一种反馈和反思的形式，远比仅仅看着手持血糖仪中的一长串数字有用得多。

如果在一顿特定的饭或一项特定的活动之后，血糖在一天中的某个固定时间有升高的总体趋势，也就是说血糖值升高占了大多数时间（即超过50%的测量数值超出了正常范围），就值得我们考虑进一步改变饮食和生活方式了。然后可以重新评估血糖水平，看看这是否有效。在一个固定的时间段内，观察这些针对性的改变是否产生了效果是可行的。但时间不宜过久。我们下意识的选择往往是拖延，看看问题是否自行消失或忽略它，但不幸的是，在怀孕期间我们没有多少时间等待，关键是不要太长时间处于高血糖的状态中，不要错过正确的治疗。

因此关键信息是——视情况而定：这个因素包括你和你的血糖水平，血糖控制不佳的程度，需要考虑更多的饮食变化是否可能会产生影响，宝宝的潜在情况，以及生长超声检查所显示出来的宝宝的生长和发育情况。仅仅是不喜欢进行药物治疗的想法应该受到质疑，因为一旦开始治疗，人们会希望宜早不宜迟。通常，当血糖水平得到更好的控制时，人们会说他们的感觉好了很多，而且实际上服药本身并不麻烦。

　　一如既往地与你的糖尿病团队沟通。相信他们的经验，这是为了找寻到适合你的应对方法。

为什么选择口服药物？

　　当只改变饮食已经不足以控制好血糖值时，进一步接受药物治疗来帮助控制血糖水平是合理的。过去，药物治疗主要是即刻使用胰岛素，但近年来人们发现，口服药治疗也可以有同样的效果。口服药物是注射胰岛素的一个有力替代品，因为它容易使用，费用更低，通常更容易被准妈妈接受。两种最常用的口服药物是二甲双胍和格列本脲。它们的作用是帮助改善身体处理葡萄糖的方式，克服胰岛素抵抗的问题，这是GDM的特点。口服药物与饮食和生活方式的改变相结合会更有效，所以坚持联合治疗很重要。

　　二甲双胍是从法国丁香中提取出来的（山羊草或

马尾草），几个世纪以来，其一直被用来缓解因糖尿病引起的尿频。它作用于肝脏来提高其处理葡萄糖的能力，并减少肝脏自身产生部分葡萄糖——人们认为它的作用机制就是减少胰岛素抵抗。二甲双胍对GDM孕妇是安全有效的，与使用胰岛素治疗相比，使用二甲双胍治疗的GDM孕妇在怀孕期间体重增加更少。有趣的是，使用二甲双胍的母亲所生的婴儿体内器官周围的脂肪较少，这将使他们在以后的生活中不太可能患胰岛素抵抗和2型糖尿病。

格列本脲是一种磺脲类药物，它通过不同的途径帮助克服胰岛素释放不足的问题。它直接作用于胰腺中的小胰岛细胞，刺激它们释放更多的胰岛素。同时，它还减少了肝脏从自身储备中制造葡萄糖的能力。

这两种药物最好在进餐时服用，以帮助身体的新陈代谢系统更好的工作。

▣ 口服药物安全吗？

许多GDM孕妇主要担心的一个问题是服用药物对她们自己和对胎儿是否安全。这是一个很合理的疑问。许多现代药物被认为在怀孕期间服用是不安全的或"未经许可"的，因为它们可能会影响婴儿的生长和发育，或有造成严重伤害的风险。

幸运的是，为了回答这个重要的问题，已经有好几个针对GDM孕妇的大型临床试验，他们使用二甲双胍，并且已经做了评估来观察这一大群体的进展如何。这些研究的结果为药物的安全性及减少GDM相关并发症的有效性提供了良好的证据。在英国，二甲双胍和格列本脲都是糖尿病产前门诊的常规药物，它们是很好的药物，因为它们能解决我们需要解决的问题。与其强迫你服用一些药物，你的糖尿病团队希望花时间讨论和解释改善血糖控制的潜在好处，而不是任何可能的伤害。在英国，NICE支持使用这些药物，并认为在孕期使用它们是安全有效的。

服用药物会对婴儿产生什么影响？

服用降糖药物的目的是减少血液中葡萄糖水平超出正常范围的时间。血糖水平控制后，发生先天性畸形和其他与糖尿病相关的妊娠问题的风险也会降低。

此外，由于血糖水平更稳定（即更少的波动或血糖"漂移"），毒性危害就更小。

服用二甲双胍已被发现与更少的胎儿生长受限有关，也减少了需要在出生后立即注射葡萄糖的新生儿低血糖的发生率。目前，尚没有证据表明药物增加了出生缺陷或出生并发症的发生率。

如果发生药物不良反应怎么办?

服用药物帮助GDM准妈妈控制血糖水平是很好的，在大多数情况下都很有效。然而，就像很多药物一样，降糖药物也会有不良反应，知道它们可能有哪些不良反应是很重要的，尽管它们不会影响到每个人。如果你很不幸，确实有不良反应，了解在你服药期间这些不良反应是否持续出现，还是随着时间的推移你的身体适应了治疗情况便得到好转，这是非常有用的。在怀孕期间开始服用一种新药物时导致的焦虑情绪也可能会有影响，这可能会让你更加有意识地去注意自身的症状。我们通常会告诉患者坚持服药一段时间，看看情况是否会好转——显然，这是一种动态的观察过程，取决于不良反应的严重程度及患者对它们的耐受程度。如果情况变得无法耐受，则可以考虑停止服药，因为不是所有的药物都适合每个人。当出现这样的情况，准妈妈最好直接联系自己的糖尿病团队，以便讨论下一步的治疗方案，而不是维持较高的血糖水平直到2周后你的下一次预约就诊时间。

二甲双胍常见的不良反应

二甲双胍最常见的不良反应之一是胃肠道不适，它包含了许多不同的胃肠道症状——胃肠胀气，嘴里有一种奇怪的金属感，恶心和呕吐，以及其他更严重的表现，如腹泻、胃肠痉挛。有些人会有非常剧烈的反应以至于他们不想再服用二甲双胍，而另一些人则只有很轻微的腹部不适或食欲不振，这些不适通常在几天后就会消失。如果在进餐时服用二甲双胍，这些不良反应通常会减轻。二甲双胍也会引起皮肤不良反应，偶尔还会引起低血糖。有肾脏、心脏和肝脏问题的患者应谨慎使用二甲双胍；如果你有上述相关疾病，一般情况下，你的主治医生也会避免使用二甲双胍。

格列本脲常见的不良反应

磺脲类药物能有效刺激胰岛素的分泌以降低血糖水平，因此它能被观察到的最大不良反应是可能导致低血糖的发生。少数情况下，格列本脲也会引起胃肠道不适、皮肤反应和头痛。如果你患有G-6-PD缺乏症，就不能使用格列本脲，因为它可能会诱发溶血反应。

如果我不想服用任何药物怎么办?

没有人强迫你服用任何让你觉得不舒服的药物。建议把这些药物看作可供你选择的治疗方案之一。对你来说，最好是充分了解为什么医生会建议服用这些药物、药物可能的功效，以及服用它们带来的潜在风险和收益。这样你就可以为自己和宝宝做出最好的选择。即使是在一个十分忙碌的、让你感觉很匆忙的诊所，你也完全可以走出去，想一想，再回来，并尽可能详细地与你的主治医生进行讨论。怀孕会让准妈妈经历一段艰难的时期，服用药物可能会让人觉得违背了自然界怀孕的规律，这是可以理解的，也可能与一般人不喜欢吃药的想法有关。

大多数患 GDM 的准妈妈都能遵循标准的治疗方案，所以不妨试试这些药物，看看疗效如何，看看它们是否能有效控制血糖水平。如果你的产前管理团队坚持认为药物治疗对你来说是最好的选择，那么通常是因为他们不想让你错过最佳的治疗。我们希望你能以一种开放的方式与他们讨论你的担忧，但不可否认的是这并不容易。

▣ 如果口服药物不起作用怎么办?

除了上面所述的潜在不良反应之外，口服降糖药物的另一个主要的问题是，它们可能不是对所有的妊娠期糖尿病患者都有效。一般来说，在开始服药的几天之内你就可以看到餐后血糖水平的改善，如果你在记录簿上记录了血糖值，那么很容易就能看到这种变化。但是，如果血糖水平没有改善，下一步治疗计划就是增加药物的剂量。例如，刚开始大多数患者会在早餐和晚餐时服用500mg的二甲双胍。如果需要增加剂量来控制血糖，那么可以调整为每日三次（三餐时），每次850mg，或早餐和晚餐各1000mg——具体取决于你的血糖变化情况。

如果你已经规律地服用了一段时间最高剂量的二甲双胍或者格列本脲，耐受情况也很好，那么应当清楚它们是否起效——现在大多数指尖血糖值是否控制在目标范围呢？

如果没有，那么可能是GDM更严重了，尽管口服了药物治疗，你的身体还是无法将血糖降低到你所需要的水平。如果是这样，那么很明显，胰岛素抵抗仍然是你和你的治疗团队需要面对的一个很大的问题——你的身体没有产生足够的胰岛素来控制血糖。这种情况下你就需要额外的胰岛素。

□ 胰岛素的作用是什么？

　　胰岛素是控制血液中血糖水平的关键激素。它能发挥信使作用，让葡萄糖从血液进入身体的各种组织，包括大脑，从而发挥生理作用。如前所述，GDM是一种胰岛素抵抗状态，这意味着身体自身胰岛素的分泌没有发挥应有作用，需要注射额外的胰岛素进行补充。

□ 如何使用胰岛素？

　　胰岛素通常是注射到皮下脂肪层（皮下注射），因为它不能像口服药物一样从胃肠道吸收。一般来说，胰岛素通常是装在一个笔样装置中，这种装置含有一个装有胰岛素的笔芯，还装有一个非常小的针头方便使用者进行注射（图6-1）。注射胰岛素常常会让人感到恐惧和焦虑。但实际情况并非如此，许多人认为注射胰岛素比指尖血糖测量简单得多，也不那么痛苦。

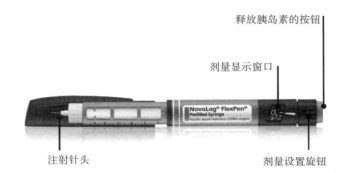

释放胰岛素的按钮

剂量显示窗口

注射针头

剂量设置旋钮

图6-1 胰岛素笔示意图

　　如果你需要注射胰岛素，医生会告诉你如何给自己注射和在身体哪个部位注射——通常是在你身体容易接触的、皮下脂肪多的地方，比如你的腹部周围（应远离胎儿）、大腿或上臂，甚至是臀部上方。此外，你还需要知道如何储存胰岛素（第一次使用前通常放在冰箱里冷藏，这样即使放一个月也没关系），以及如何处理一次性注射针头（你应该配备一个亮黄色的锐器盒）。你的糖尿病团队也将告诉你如何识别低血糖相关的症状和体征（以及自己如何处理这些问题）。最后，你应该了解最新的驾驶以及驾驶员和车辆执照局（Driver and Vehicle Licensing Agency，

DVLA）关于胰岛素使用的规定，目前DVLA认为，胰岛素注射只是一种短暂的治疗方式，因此规则没有那么严格。更多信息可以在以下网址找到（www.gov.uk/guidance/assessing-fitness-to-drive-a-guide-for-medical-professionals）。[①]

一般来说，如果胰岛素注射治疗的持续时间超过3个月，你就应告知DVLA。

胰岛素有哪些不同的类型和制剂？

胰岛素有几种不同的类型和制剂，而且它们的名字也令人困惑地类似，所以你需要确保你的专科医生每次给你的处方是正确的。胰岛素的分类主要与它们在人体内的作用时间有关。例如，"速效"或"短效"胰岛素通常在吃饭时使用，以抑制进入血液的葡萄糖激增。它们通常在15分钟内起效，效果一般持续2~4小时。相反的，长效胰岛素旨在控制基础的血糖水平，通常在注射后1小时左右起效，持续时间更长，甚至可以达到20个

---

① 译者注：目前我国暂时未对使用胰岛素患者驾驶车辆出台相关规定。

小时，这就意味着你每天只需要注射1或2次，胰岛素的
分类和不同类型胰岛素活性见表6-1和图6-2。

表6-1　胰岛素的分类

分类	举例	时间效应
短效/速效胰岛素	门冬胰岛素（诺和锐），赖谷胰岛素（艾倍得），赖脯胰岛素（优泌乐）	30分钟内起效，2～4小时排出体外
中效胰岛素	低精蛋白锌胰岛素（速来达，优泌林）	2小时内起效，4小时达到高峰，16～18小时后开始衰减
长效胰岛素	甘精胰岛素（来得时），地特胰岛素（诺和平）	血液中的浓度在1～2小时内上升到稳定水平，然后在20～24小时内保持相对稳定的水平

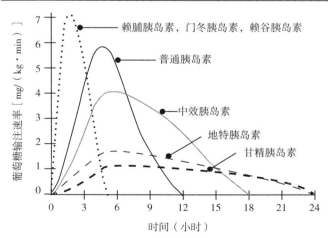

图6-2　不同类型胰岛素活性

　　医生会根据你的实际情况，设计不同的胰岛素连续使用方案。也许你只需要在早餐时使用小剂量的速效胰岛素，其他都不需要。如果你餐前的血糖值普遍很高，那么你需要在早上和晚上分别使用一次长效胰岛素。胰岛素的使用方案有很多种，这些方案与你的末梢血糖（CBG）监测结果有关，它有助于制定你的胰岛素联合使用方案。

▣ 我该如何给自己注射胰岛素呢？

　　当开具了胰岛素的处方后，按照标准流程，护士会向你介绍注射胰岛素所用的工具并指导你如何使用。不要惊慌，这其实很简单。胰岛素笔上的针头非常小，所选的注射部位的感觉神经纤维也少得多（与你的指尖相比，指尖是你全身最敏感的部位）。

　　首先：

- 取下胰岛素笔的盖子，在每次注射时换上一根新的针头。
- 拉出末端的按钮并扭动设置2个单位（小窗口中

应该显示出数字2）。

- 然后向前推动柱塞，使少量液体从针尖流出。这是为了给针头充液并排出里面的空气。

准备好之后：

- 扭动旋钮至所需的剂量。
- 选择一个柔软的、脂肪丰富的区域进行注射（建议的位置是你的腹部、上臂、大腿或臀部上方），用你的拇指和食指撮起少许脂肪组织——确保两者之间有一定的空间。
- 把针尖直接刺进脂肪。90°进针是最常用的，但如果你特别瘦，你可以用45°进针——这是为了避免注射太深进入肌肉。
- 慢慢推动柱塞来注射胰岛素。
- 保持针尖在注射位置不动，慢慢数到10——这样可以防止过多的胰岛素溢出。
- 拔出胰岛素笔，然后旋转取下针头，放入锐器盒。

⊡ 胰岛素的副作用是什么?

在怀孕期间使用胰岛素是安全的,但是定期监测血糖水平很重要,因为使用胰岛素也有导致低血糖的风险——这在后面会详细介绍。胰岛素的另一个副作用是,它是一种类固醇激素,如果摄入过多,就会导致体重增加。因此,监测血糖水平是很重要的,并且你需要与你的糖尿病团队合作,以确保你使用的胰岛素剂量是适合你的。体重增加可能与能量利用效率提升有关,这表明运动和饮食控制会带来额外的好处。接受"加强"胰岛素治疗(每天注射4或5次)的患者可能更容易出现体重增加的问题。

其他副作用可能与注射部位的刺激有关。如果长时间在同一个部位进行注射,皮下组织中的脂肪会产生反应,我们把它称为脂肪代谢障碍,要避免这种情况的话最好确保定期改变注射部位。如果注射部位不干净,任何对皮肤有创的治疗方法都将有感染的风险。因此,每次注射更换针头也同样重要。

▣ 我害怕打针！

试想一下，你本来是完全健康的人，突然有一天被告知必须每天注射1次或多次胰岛素，且可能会带来一些不适，这并不是一件容易让人接受的事。然而，我们无法通过其他方式将胰岛素注射到你体内，所以必须通过皮肤注射到其下的脂肪组织中。如果你已经每天都在测指尖血糖，那么你可能会轻松一些，真正的胰岛素注射并没有那么痛苦。指尖的神经远比胰岛素注射的地方丰富和敏感。另外，现代胰岛素注射器使用的针头也比过去使用的细小得多。

对某些人来说，使用胰岛素是一件大事，针头恐惧症可能是其中的原因之一。这样的人并不少见。一个简单的方法是在产前门诊与你的糖尿病医生进行模拟注射。人们对此最常见的反应是——"就这样吗？"或"这有什么大惊小怪的？"如果你确实感到焦虑，那么与诊所里的其他准妈妈或者你的糖尿病医生诉说你的担忧是很重要的。他们见过有很多同样问题的准妈妈，并且有应对的方法。没有人希望你错过最好的治疗。

▣ 我的糖尿病团队一直告诉我把末梢血糖数值记录在本子上或日记里——为什么他们不只看血糖仪的记录？

糖尿病团队管理糖尿病的主要方法之一是通过血糖值的模式来了解发生了什么事。有相当多的研究表明，那些积极记下自己的血糖测量值、回顾结果并思考所需改变的人，无论从短期还是长期来看都做得更好。这是一个很好的习惯，因为这意味着你会更加关注自己的病情。观察和监测大多数血糖数值信息所呈现出来的模式，可以让你和你的医疗团队更容易识别出哪里是关键点，哪些是一天中有问题的时间点，哪些点需要调整药物来解决。而远非只是查看血糖仪屏幕上的一串无背景的数字（血糖仪上往往没有正确的日期和时间）。

表6-2的第一组血糖数值就展示了上述的观点。在这个例子中，很明显，餐后的血糖值很高（虽然不是一直都在发生，但已经形成了一种趋势），早餐和

晚餐后超过一半的血糖值超出了目标。这表明空腹血糖控制没有问题，但当进餐时，血糖值出现了不受控制的上升。这种情况提示需要在这两顿饭中开始服用二甲双胍。如果已经在服用二甲双胍，很显然需要增加剂量，一般来说，最高剂量为1000mg，1天2次，或850mg，1天3次。如果已经服用了最高剂量的二甲双胍，那么就已经到了明显的胰岛素抵抗状态。我们还需要在吃饭时使用一些速效胰岛素。这个剂量可以根据随后的餐后血糖监测进行调整——通常只需要很小的剂量就可以了。

表6-2 第一组血糖数值（mmol/L）

	早餐前	早餐后1小时	午餐前	午餐后1小时	晚餐前	晚餐后1小时	睡前
周一	4.5	6.9	4.9	6.6		8.4	
周二	5.1	7.9			4.6	9.2	4.7
周三			5	7.1	4.5	8.7	
周四	3.8	8.0	3.9	5.8	5	7.9	
周五	4.4	8.5	4.1	6.2	6.3	9.1	5.9
周六	4.8				4.4	10.2	9.2
周日		8.8	3.7	5.9	3.9	7.7	

　　表6-3的第二组血糖数值，显示餐前和餐后的血糖值都很高。因此，我们认为，空腹血糖水平没有得到有效控制，并且在不断升高；不能像以前那样仅仅处理较高的餐后血糖值，也是时候要对餐前的高血糖值（空腹高血糖症）采取措施了。第一个方案是采取之前在第三、四和五章中讨论的生活方式和饮食控制措施。如果这些方法不奏效，那么最佳的治疗持续空腹高血糖的方法就是每天注射一次长效胰岛素，如甘精胰岛素（Lantus），每天注射一次，以缓释的方式来控制空腹血糖（稳定血糖，减少血糖波动）。这种治疗方法有助于降低餐前的血糖值，且餐后的血糖值也不会那么高。事实上，这可能是使血糖值控制到目标范围并避免其他治疗的一个好办法。

表6-3　第二组血糖数值（mmol/L）

	早餐前	早餐后1小时	午餐前	午餐后1小时	晚餐前	晚餐后1小时	睡前
周一	12.2	16.2	13		11.3		
周二	13.1	15	11.9	9.4		15.1	16
周三	9.2	11.1	8.6	7.7	10.2	13.2	9.8
周四	8.7	9.9		10.3		12.3	10.2

续表

	早餐前	早餐后1小时	午餐前	午餐后1小时	晚餐前	晚餐后1小时	睡前
周五	6.9	8.4	8.9	7.8	9.4	10.5	12.3
周六	9.8		10.3	12.2	13.1		
周日	8.5	10.2			9.6	13.2	

上述原则被用来指导整个孕期的药物和胰岛素治疗的剂量调整。有时很难固定一种模式，所以医疗团队会谨慎地进行调整。糖尿病医疗团队在分析血糖情况和针对降糖方案的调整提出建议方面很有经验。在临床中，看到患有GDM孕妇在回顾自己的血糖值并对治疗做出谨慎的调整后变得更加舒适和自信是非常好的事情。只要你乐意这样做，你完全可以自己做出合理的改变——但如果你不愿意，也不用担心！

如果我出现低血糖应该怎么做？

一旦你意识到自己有低血糖发作——要么是因为你测了末梢血糖，要么是开始有低血糖的症状——就需要马上治疗了。这不是一个可以自行缓解的问题。

如果拖延治疗，你可能会开始昏昏欲睡或忘记自己在做什么。最坏的情况是晕倒。极少数情况下，人们在严重低血糖的情况下会有癫痫发作。

低血糖的症状和体征：感觉头重脚轻、头晕、出汗、困惑、烦躁和/或饥饿、昏昏欲睡、乏力和颤抖。

低血糖的正确治疗方法是通过使用碳水化合物让血糖尽快地恢复到正常水平。通过服用正确种类的食物或饮料，可以在几分钟内将血糖提高。例如50～100毫升不加糖的果汁或葡萄糖适功能饮料；4～5片葡萄糖片或4～5个果冻也不错。明智的办法是总是随身携带一些低血糖治疗剂，并方便在外出时携带，以便在需要时迅速使用。但是应避免食用巧克力，因为它属于脂肪类，吸收较慢。在这个阶段吃大量的碳水化合物（过度进食）并没有真正的帮助，也不会加速恢复（尽管你可能会感到极度饥饿），并有随后发生高血糖的风险。

在你采取一些治疗措施后，最好在15分钟左右重新检测血糖水平，以确保情况有所改善。如果在这个阶段血糖仍然很低，那么最好是服用一些作用时间较长的碳水化合物，以帮助保持血糖水平，防止低血糖再次发生。

如果你变得昏昏欲睡并有明显的不适，以至于你无法自己吃喝东西来帮助治疗低血糖，那么情况就比较严重了。确保你的伴侣、朋友、家人和同事都知道你容易发生低血糖，并知道如何帮助你进行治疗，或至少打电话寻求帮助。你可能有必要让医护人员给你口服一种叫"海珀斯托"的软糖，或者给你注射一种叫作胰高血糖素的药物，这有助于帮助你迅速提高血糖水平。

怎样做才能从一开始就阻止低血糖的发生？

首要的是要一开始就防止低血糖发生，并在它们发生时尝试找出其发生的原因。低血糖的一个常见原因是没有按照注射的胰岛素剂量吃足够的食物，若怀疑有这种情况，你可以和你的营养师讨论这种不匹配。其他因素包括运动、压力、酒精或咖啡因等刺激物、劳累或进食延迟，如餐厅送餐速度慢——食物到达之前千万不要注射胰岛素。

如果你有频发的或严重的低血糖，那就必须减少多余的胰岛素剂量，其间你可能需要通过更频繁的血糖监测来密切关注血糖水平。规律地吃低GI的零食可能是解决这个问题的另一种办法。一些速效胰岛素可能会在餐后1小时将血糖降至令人满意的水平，但随后继续发挥作用，使血糖水平进一步下降，会使你在进食几小时后有发生低血糖的危险。

如果血糖水平非常高，我应该怎么办?

这个问题的答案取决于时间和环境。多种干扰因素会导致血糖水平过高，可能是注射技术不佳，也可能是遗漏或忘记注射胰岛素。高血糖的症状和体征包括感到疲倦和烦躁、多尿、口渴和视物模糊。

如果你的血糖水平在餐前很高，你可能需要在常规的餐前胰岛素剂量之外同时给自己一个矫正剂量（一个额外的剂量），以使血糖水平恢复正常。如果此时的血糖水平持续偏高，那么你很可能需要定期注射更多的长效胰岛素。

如果两餐之间的随机血糖偏高，尤其是当你的血糖上升到十几或二十几时，可能有必要给自己多打一针胰岛素以恢复正常。但是请确保你所测得的是一个真实的读数，带有食物残渣的不干净的手可能会产生一个错误的读数（因为存在个体差异，你应该和你的糖尿病医生讨论在这种时候应该额外注射多少速效胰岛素）。

如果不想给自己注射胰岛素会怎么样？

对于患妊娠期糖尿病的准妈妈，其血糖水平可能会持续偏高，这将导致与妊娠期糖尿病相关的风险，如巨大儿、畸形、流产和死胎的风险增加等。当然，这绝不是说这些事情一定会发生，但它肯定会使你被划分为高危妊娠的类别。一些临床医生可能试图用可能不好的案例来吓唬你，让你为自己不是一个"顺从"的患者而感到内疚，但只要你获取足够的信息，了解风险，并能在一个没有责备的环境中讨论这些问题，就没有人能够强迫你继续使用胰岛素（或者做其他你不想做的事情）。如果充分地控制饮食和适当运动后血糖仍控制不佳，则必须接受药物治疗（包括胰岛素）。

妊娠期糖尿病是否必须终身使用胰岛素？

不是的。对于绝大多数妊娠期糖尿病患者来说，分娩后病情就会消失。它就是这么快。你的新陈代谢恢复正常，胰岛素抵抗状态消失，你便不再需要胰岛素了。根据你开始使用胰岛素的妊娠阶段，你可能最终只需要使用几周或几个月的胰岛素。

当然，也有个别准妈妈是妊娠期没有发现的持续存在的糖尿病（可能是1型或者2型）患者，但是这些人通常也很容易辨别并追踪随访。

我很忙，我不习惯每天都用药，我该怎么办？

记住何时用药可能很棘手，尤其是在生活中有许多压力的情况下，照顾好自己并将一切融入日常生活可能是一个挑战。有以下几种方法可以解决这个问题：

- 养成习惯。把用药纳入你的日常生活。把药片放在早晨冲泡咖啡的地方，或者在一个显眼的位置，用便利贴来提醒自己。甚至可以在手机上设一个闹钟。

· 使用药丸分类器或"剂量盒"。医生可以安排当地的药房将你每周所服用的药片放进一个容器里，并附有明确的日期和时间提醒，让你记录你服用的药物。

· 保持备用工具和备用盒。在外出的时候，随身携带胰岛素试剂盒和血糖仪是很重要的。将备用胰岛素笔放在包里或车里是必要的，这样你就可以随手获得这些东西，而不会遗漏任何一剂。

· 使用智能手机应用程序。有几个应用程序，可以帮助跟踪并提醒你服药。

▢ 为什么有时血糖水平难以控制？

血糖水平不断变化与GDM的病程相关。血糖水平在没有明确原因的情况下上下波动其实并不罕见。

　　需要记住的是，饮食不是导致血糖波动的唯一因素，其他因素包括压力、情绪、活动和锻炼、酒精，一天中不同时间段（如早上胰岛素抵抗明显增强），或一周中的某一天（周末睡懒觉会延长禁食时间导致肝脏生成葡萄糖）。

　　导致血糖波动的其他原因如下：

- 食用无糖或"低糖"食品。无糖或"低糖"食品仍然含有淀粉和糖醇形式的碳水化合物（如果糖或山梨醇）。这些添加剂赋予食物甜味，但仍然会干扰你的血糖水平。

- 摄入咖啡因。咖啡因有刺激作用，所以即使没有添加牛奶或糖，茶或咖啡也会导致血糖升高。

- 用于治疗其他疾病的药物也会影响血糖控制。你需要了解这是否是它们的副作用。氢化可的松和泼尼松龙等类固醇类药物会使糖尿病恶化；其他药物如呋塞米或苄氟噻嗪（用于缓解水钠潴留的利尿剂）和一些抗抑郁药（如西酞普兰）可能会干扰血糖。但是，在你和医疗团队沟通之前，请不要停止服用这些药物。

- 高脂食物会让你的血糖水平长时间保持在较高水平。高脂加高碳水不利于控制血糖。例如，薯条、披萨和外卖。

- 家庭及工作中的人际关系和压力会影响你的身体，并释放某些压力激素。试着评估一下那些可能会让你感到不安的事情，想想各种放松的方式，比如冥想、锻炼、瑜伽和深呼吸。

- 高温会使血糖控制更加困难，也会使你容易脱水。如果你在炎热的夏天怀孕，那么一定要多喝水并定期检测血糖。

- 疾病。如果你得了流行性感冒或者普通感冒，你身体的本能反应就是升高血糖水平。脱水会使情况更糟，所以一定要保证液体摄入量。一些药物，如抗生素或者缓解普通感冒和流行性感冒症状的药物也可能干扰血糖水平，如伪麻黄碱。

- 运动。任何剧烈的活动，无论是持续的还是短暂爆发性的（例如，为了赶公共汽车而快跑），足以燃烧你体内的葡萄糖并导致血糖水平下降。虽然运动是帮助控制血糖的一个很好的方法，但有些人可能非常敏感，并且有可能使他们的血糖过低。当你运动到心率提高并出汗时，血糖水平可能会暂时性升高，然后显著下降。在开始运动之前可以考虑吃点零食，以帮助维持血糖平衡。在运动前、运动时和运动后，检测末梢血糖是一个好办法。

▣ 是什么导致低血糖？

诸多因素都会导致低血糖。常见的原因包括进食不足，相对进食量而言的降糖药过量，或者运动过度。避免的方法是定期进食，确保摄入适量的碳水化合物（保证你和胎儿能量需求），定期监测并记录血糖，核对胰岛素使用方法（避免过量）。

如果考虑自己出现了低血糖，那么口服葡萄糖片或进行低血糖治疗是毋庸置疑的。

▣ 低血糖会伤害到我的宝宝吗?

超低水平的血糖是会对胎儿造成伤害的。妊娠期糖尿病的管理通常可以被认为是在"走钢丝"——确保大多数时候血糖不太高,同时尽量避免向相反的方向做得太过,从而导致低血糖,这可能是一个很难平衡的问题。

母亲低血糖对未出生胎儿的危害不如高血糖大,但反复发作、严重发作也会带来问题。当你患有低血糖时,有一些机制可以保护胎儿,并确保其血糖水平稳定。通常存在一种代谢反应,触发糖原的释放以继续提供能量。间歇性轻度的可治疗的低血糖,不太可能对胎儿或其生长造成重大损害。胎儿通常有较好的适应能力。

低血糖对孕妇的影响可能更令人担忧。大脑缺乏葡萄糖会影响思维和感觉方式,导致躁动或困倦、迟钝和注意力不集中。当你的大脑不能正常工作时,你更容易摔倒或发生事故,从而伤害胎儿或你自己。

严重的、长期的低血糖(数小时或更长时间,而不是几分钟)很少发生,但如果长时间没有足够的葡萄糖进入胎儿的大脑,可能会导致脑损伤。虽然,这在没有预兆的情况下极少发生。

如果你经常发生低血糖,或者发生低血糖意识丧失(这在GDM中实际上是非常罕见的),那么你的治疗或饮食模式就需要重新考虑和调整了,以避免不良事件发生。请立即与你的助产士或糖尿病团队沟通——不要等到下次预约的咨询。如果在达到目标血糖时出现问题,那么你的医疗团队可能会对治疗进行调整以更适合你,并避免低血糖的发生。

第七章　妊娠晚期的进展

当伊丽莎白处于妊娠晚期时，她的体重有了进一步增加，同时她也感觉更疲惫了。除了脚踝肿胀、背部抽筋和骨盆疼痛外，她仍然需要治疗妊娠期糖尿病。她的血糖像往常一样控制得很好，药物剂量也不需要太高。有一次，她去当地一家餐馆参加生日派对，结果变成一场噩梦，用餐后她一整天的血糖都很高，但除此之外，其他的一切都很好。

伊丽莎白认为每两周去产前诊所检查是有用的，也是令她放心的，她很开心能通过定期的生长超声检查观察到胎儿的发育状况。她虽然不能总是遇到同一个医生，但她随身携带的产检记录里有一个明确的产检计划，每个医生大概都能够通过相关记录知道大多数情况下发生了什么，同时所有正确的产前检查都在进行中。实际上，她非常渴望在分娩出健康宝宝的同时也可以避免未来患上糖尿病，这其中也包括下次妊娠，即使她现在还没还有下次妊娠的计划。总的来说，她感觉自己目前正处于控制妊娠期糖尿病的最佳状态，最值得高兴的是，她清楚地知道自己在做什么以及为什么这样做。

▫ 为什么一直需要进行血液检查?

在整个妊娠期间，重要的是患妊娠期糖尿病的准妈妈要确保定期产检来指导自己的治疗。同时完善相关检查，帮助筛查潜在的妊娠期并发症。所有的血液检查都是为了准妈妈和宝宝的健康，而不是为了满足医生或营利。

例如，应定期进行糖化血红蛋白（HbA1c）检测，它能够反映整个妊娠期血糖控制的稳定程度，且能通过它反映病情是否加重。一般来说，糖化血红蛋白在妊娠期间呈现下降的趋势能够反映妊娠后期饮食控制的效果、降糖药物的影响，以及葡萄糖摄入的总体减少。如果糖化血红蛋白数值正在上升，那么这意味着是时候加强对血糖的控制了。糖化血红蛋白一般是采用百分比来衡量的，6.0%或更低提示平均血糖控制良好。除此之外，现有研究结果表明，糖化血红蛋白水平升高表明患者血糖升高已经有一段时间了。越来越多的医疗中心开始转向以每摩尔（mmol/mol）为单位来监测糖化血红蛋白。没有糖尿病的患者的参考值上限为42mmol/mol，相当于6.0%。

在产前检查时，准妈妈通常需要进行的其他血液检查还包括肝功能（LFTs），它能检测出肝脏中各种肝酶的数值。妊娠期肝内胆汁淤积症是妊娠并发症之一，它可以通过肝功能检查被发现，这是由于胆汁从肝胆系统流出受损（通常伴有明显的瘙痒）导致的。

你可能在检查报告单上见过Urea、EL或ELS这些词，意思是"尿素""电解质"，可通过检测尿或血液中的含量来反映你的肾脏功能。另外，一种叫作白蛋白/肌酐比率（ACR）的特殊尿液检查可以告诉我们是否有少量的蛋白质从肾脏排泄到尿液中。

此外，全血细胞计数（FBC）检查能告诉我们人体内血红蛋白的产生情况。血红蛋白位于红细胞内，能够携带氧气，低水平的血红蛋白被称为贫血，在妊娠期有很多原因导致贫血，包括铁缺乏。这可能是另一个让你感到疲倦和疲惫的原因。同时，你还需要检查你的血型，以防你在任何时候需要输血。

除了检查血红蛋白的总量，临床上也常检查准妈妈是否合并红细胞相关疾病，因为这些疾病会影响机体的携氧能力。红细胞相关疾病是指红细胞结构异常，往往具有家族遗传性。通过对红细胞相关疾病的检测可以明确个体是否患有该疾病，同时明确其是否有遗传性。

检查你是否患有传染性疾病也是必须的，这些疾病可能会影响你的正常妊娠甚至传染给胎儿。常规的检查包括风疹病毒、麻疹病毒、人免疫缺陷病毒（HIV）、乙型肝炎病毒以及梅毒螺旋体。如果你是高危人群，你还需要做丙型肝炎病毒的血液检测。如果某一项检测呈阳性，你的产科医生会尽快联系你，并提供对你和胎儿的有效治疗方法。

还有什么需要注意？

如果问还有什么需要注意，那就是血压（BP）和尿液检查。

如你所见，在大多数孕妇产检时，助产士或产检助理医生（MCA）会检查她们的血压。血压监测结果将与妊娠早期进行对比，以确保血压在妊娠期正常范围内。大部分孕妇在产检时会出现血压偏高，这可能是由于来就诊时的焦虑和刺激引起的，也被称为白大褂高血压，需要重复测量来判断。如果你的血压总是偏高或逐渐升高，那么医生就会给予进一步检查，以判断你是否有子痫前期或者妊娠期高血压的迹象。

尿液检查。你可能会被要求提供一份尿液样本，通过试纸能够检测出尿液中蛋白质和葡萄糖含量。如我们所知，尿糖阳性是可能存在糖尿病的表现，尿蛋白阳性提示可能发生膀胱感染、原发性肾病或有妊娠期高血压/子痫前期的可能。

多久需要做一次超声检查？

孕期超声检查一般是在妊娠12周时进行第一次（有时被称为生长超声检查），以确保胎儿正常并健康生长，确保妊娠是可行的，且会良好地继续下去。接下来是妊娠20周左右的超声检查，有时被称为妊娠

中期或排畸超声检查，这是为了发现胎儿异常发育的
迹象，产前超声检查的横断面示意图见图7-1。

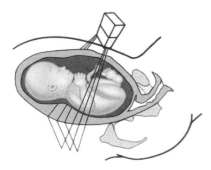

图7-1　产前超声检查的横断面示意图

在妊娠20周的超声检查中，超声医生会特别检
查婴儿头部的形状和大小，检查婴儿的面部是否有唇
裂和腭裂，检查脊柱、心脏、四肢、胎盘、脐带，以
及胎儿的腹部等，以确保所有的内部器官都在正常位
置。这一切都涉及大量的测量和检查，如果超声医生
在做这些检查时很安静，不要惊讶——这不是因为有
什么问题，而是因为超声医生真的很专注。妊娠20周
时的超声检查也可以显示你的宝宝是男孩还是女孩，
但非特殊情况下超声医生不会告知你。

超声医生会有目的地检查一系列疾病，包括心脏缺

陷和脊柱裂。有些特殊情况可能很难被检查出来，有些疾病非常罕见，但对胎儿的发育很重要。必要时需要做一个更全面、彻底的检查。有可能检查到的情况非常严重，它可能会影响婴儿的生存，要么可能发现一种可治疗的疾病，一旦婴儿出生后便可以接受治疗。超声检查常常受检查视野的影响，所以当婴儿体位不同时，超声医生可能会要求你进行反复多次的检查。

对于那些没有妊娠期糖尿病或其他需要在怀孕期间检查的疾病（如甲状腺功能减退）的准妈妈，以上是妊娠期超声检查的常规项目。

目前，针对患妊娠期糖尿病、1型及2型糖尿病的准妈妈，需要更多的检查来监测胎儿在宫内的发育情况，因为胎儿可能出现生长过度、体重过大，或低体重（有时被称为生长受限，你可能听说过IUGR这个词，意思是胎儿宫内生长受限）。

随后，超声医生将在后期定期要求你进行一系列的超声检查，连续生长超声检查是评估胎儿生长并将其与胎儿发育的平均模式进行比较的有用方法。胎儿生长模式图表如图7-2所示，它描绘了胎儿头围随妊娠时间的变化。这些曲线被称为"百分位线"，你可能听到过"人群平均值",这是一种将你的宝宝的生长情况与其他胎儿进行比较的方法。例如,沿着第50百分位(在中间)生长表明胎儿的测量值是完全平均的。上线和下线之间都代表正常的测量结果,产科医生最想了解的是测量结果如何随时间相对于标准生长模式发生变化。上限为第97百分位,增长高于此水平表明胎儿可能存在发育问题。

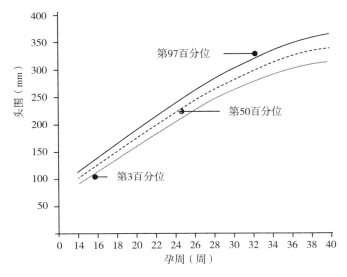

图7-2 胎儿头围生长模式图

注:根据牛津大学制定的国际标准,显示孕期胎儿头围的生长模式。

如果胎儿一开始生长就处于高的百分位点，并保持这一趋势，并没有严重偏离路线，这代表胎儿正常生长。然而，如果生长轨迹随时间发生变化，例如随着时间的推移，跨过原本所在百分位线变小或显著增大，那么这一改变在模式图表上就会变得清晰。这里最重要的是百分位所在的级数，而不是绝对值。如果胎儿生长的总体趋势是一致的（我们知道胎儿往往以不均匀的速度生长），那么一次的异常测量值可能并没有多大意义。

不同的产检机构采取的超声检查模式略有不同，最常见的是每4周做一次生长超声检查，这足以评估胎儿生长的变化。目前几乎没有证据表明频繁的超声检查会带来更大的获益。虽然每2周进行超声检查能看到你的宝宝，并知道宝宝一切正常是件好事，但如果你不是每次都进行超声检查，也不需要感到惊讶或失望。此外，从医学角度来看，也不需要每次都进行四维超声，因为它不能提供任何额外的信息来指导糖尿病产前门诊的安排。

最后，如果你已确诊妊娠期糖尿病，你的产科医生还会为你安排一个专门的胎儿心脏超声检查，这是因为糖尿病会增加胎儿发生心脏疾病的风险。这种检查通常在妊娠18～22周进行，且可能需要在更大的专科医院进行。如果你被要求去另一家医院做这个检查，不要惊讶——这是一个很重要的检查。

▣ 生长超声检查有多准确?

当你在进行了几次超声检查后，你会发现有些测量结果可能在短的时间内看起来不同。对此有几种解释：这可能是由于不同的超声医生在不同的场合进行测量的结果；也可能受超声仪器本身及它提供的视野影响；也取决于胎儿的体位和检查当时是否能够获得良好的视野。同时，一些医疗机构检查的重点在腹部和头围上，而不再估测胎儿体重，因为胎儿体重测量值可信度不高。

我们知道生长超声检查测量值可能会有所不同，因此重要的是（与血糖一样）其随时间变化的趋势而不是单个值。网站http://www.baby2see.com是一个有趣且有用的网站。该网站允许你自己进行测量，并帮助计算孕龄、预产期和出生体重——但与所有这些事情一样，你应该对结果持保留态度。

▣ 如果宝宝没有像预期的那样成长怎么办?

吸烟者、40岁以上的女性、肥胖的女性、饮食不良的女性、吸食可卡因的女性、患高血压的女性以及有过低出生体重儿或死产史的女性更容易出现胎儿生长受限。戒烟可以阻止一些胎儿出现生长受限。

如果看起来胎儿的成长不如预期的那么好，你和胎儿将需要额外的监测。可能是胎儿需要比计划的更早分娩。与胎儿生长受限相关的风险包括流产和死产、胎儿窘迫和难产，以及出生后的低血糖。

额外的监测通常包括每周一次的生长超声检查，通过多普勒超声测量通过脐动脉的血流，以及测量胎儿周围的羊水量。

▣ 如果宝宝太大了怎么办?

生长超声检查可能显示胎儿变得太大，并且在生长模式图表上越过原来的百分位或超过第97百分位。这是一个问题。体重或预计体重超过4.5公斤的胎儿被认为大于平均体重（通常足月儿体重约3.1公斤）。有5%～10%的妊娠发生巨大儿，而GDM可能是发生这种情况的最大危险因素。

一个大的胎儿会导致分娩时出现更多问题的可能性；胎儿的问题包括难产和肩难产（肩部卡在耻骨后面），这有时会导致胎儿锁骨骨折和大脑的低氧血症，从而可能造成永久性损伤。虽然这些情况很少见，但确实需要立即治疗以防止严重伤害或死亡。如果怀疑是巨大儿，那么产科医生或助产士不太可能支持顺产。对母亲的风险包括骨盆创伤和会阴损伤，以及产后出血增加。

在管理方面，从GDM的角度来看，确保血糖控制处于最佳状态的压力将会增加，这可能需要进一步改善饮食（而不是限制饮食）、增加药物剂量、开始使用胰岛素或增加胰岛素剂量。

从产科的角度来看，你的医生将与你讨论如何最好地管理巨大儿的分娩。你可能会进行更频繁的超声检查来监测胎儿的情况，如果认为正常阴道分娩的风险太大，你需要考虑提前引产（即足月前分娩）或剖宫产。

☐ 为什么我需要住院接受类固醇治疗？

由于各种原因，根据个人情况，胎儿可能需要在正常妊娠40周之前分娩。显然，胎儿可能尚未完全成熟，早产的最大并发症之一是胎肺发育不成熟。这是新生儿的肺无法完成工作并帮助其充分呼吸的情况。类固醇可以降低新生儿脑内出血和死产的风险。类固醇（地塞米松或倍他米松）分2次注射，间隔12小时，通常注射到大腿或臀部肌肉。

类固醇治疗的典型副作用之一是它们会干扰碳水化合物的代谢，并导致血糖水平升高。因此，在患有GDM的患者中，注射类固醇后1～2天可能会出现高血糖。大多数产科已经有一个明确的与妊娠期糖尿病准妈妈使用类固醇有关的管理计划。在某些情况下，可能只需要频繁监测以确保血糖水平下降，这可能不需要住院。而在其他情况下，血糖水平可能会上升过多（而不再下降），以至于暂时需要静脉滴注液体和胰岛素来控制血糖水平。通常这只是一个短暂的影响，大部分准妈妈的血糖会稳定下来，但在某些人中，血糖可能需要很长时间才能恢复正常。

▣ 妊娠期糖尿病可能导致其他并发症吗？

众所周知，GDM会增加早产（婴儿在妊娠37周之前出生）的风险，这可能会导致新生儿呼吸窘迫和新生儿黄疸等问题。还有可能新生儿在出生后不久就会出现低血糖，需要去特殊护理婴儿病房（SCBU）[①]服用葡萄糖。母亲的高血糖水平会刺激婴儿体内的高胰岛素水平。

除巨大儿外，GDM可能引起的其他先天性畸形包括：

- 心脏疾病，如心脏间隔缺损和大动脉转位；
- 神经系统问题，如脊柱裂等；
- 肾脏问题，如肾脏发育不良；
- 骨骼问题，如腿部的大腿骨无法正常发育。

---

① 译者注：国内一般为新生儿重症监护病房（NICU）。

如前所述，不幸的是，患妊娠期糖尿病的准妈妈的宝宝仍然存在流产（妊娠23周前失去妊娠）和死产（胎儿在出生时死亡）的风险。

与GDM相关的准妈妈的问题包括高血压和子痫前期（以及随之而来的剖宫产需求增加），以及随后患上2型糖尿病的风险增加——转化率约为每年3%。

但你必须记住，绝大多数患有GDM的女性在怀孕结束时都会有一个健康的宝宝。现代产前保健的首要目标是降低妊娠并发症的风险，这些保健内容包括在所有的监督、检查和你的医疗团队温柔的唠叨里。

第八章　准备分娩

在经历了漫长的妊娠期之后，伊丽莎白已经为宝宝的到来做好了充分的准备。

托儿所准备好了，宝宝需要的所有的设备，如汽车座椅和婴儿床、待产包也装好了，放在前门。此阶段的伊丽莎白对分娩感到焦虑，除了花很多时间与朋友谈论自己的经历，她也在网上查看其他人对分娩故事或好或坏的描述。

她曾与她的助产士汉娜进行交谈，汉娜解释说，他们通常会安排正在接受治疗的GDM女性提早分娩（相对于整整9个月或40周），以减少并发症发生的概率。伊丽莎白非常渴望让妊娠尽可能地持续下去，并给她的孩子最好的成长机会。她担心孩子过早出来，可能会出现问题。助产士汉娜、产科医生萨伦女士和伊丽莎白讨论了引产的时间，他们就最佳时间达成了一致，并预计了大致入院时间。

伊丽莎白最初对她最终不能自然分娩感到不安，但她明白，自她确诊GDM以来，产前团队就在她身边，希望能为她提供最好的服务。她的分娩计划包括选择水中分娩，必要时进行硬膜外麻醉，并且让她的妈妈和乔恩都在场。糖尿病护士茱莉亚告诉她，在分娩期间也会监测她的血糖，以及在需要时滴注胰岛素的可能性。

过了这么久，一切都准备好了。

怎样才能为真正生孩子做好准备？

对任何女性来说，准备分娩都是一段充满压力的时间段。当患有GDM时，需要应对额外的挑战。以下是你和你的医疗团队需要考虑的重要事项：

- 时机——什么时候是最安全的分娩时机？
- 实际分娩方式——宝宝怎么出来？通过自然分娩，通过引产还是剖宫产？
- 如何让宝宝的分娩尽可能自然？

- 临产时可以使用哪些镇痛药？
- 确保整个临产和分娩过程中血糖水平稳定的最佳方法是什么？

请务必提前与你的产前团队、你的伴侣或朋友或重要的其他人讨论分娩前后会发生什么，以便你做好充分的准备。经典的分娩计划将包括不同类型的镇痛选择、母乳喂养建议、新生儿可能出现的问题，以及助产士在宝宝出生后将立即做什么。另外，你们还应该讨论分娩期间良好血糖控制的重要性，以及在此期间如何调整药物（如果有的话）。一些医疗中心很早就会要求女性考虑分娩愿望清单，但请记住，根据具体情况，你可能无法实现所有的愿望。

然而，请记住，你是你的医疗团队的主导者，这一点非常重要！

为什么有人建议我在医院而不是在家或助产中心生孩子？

由于怀孕期间与妊娠期糖尿病相关的风险事件

增加，你的产前团队通常会建议你在医院分娩，且最好在有适当设施和后备力量的医院分娩，以照顾生病的新生儿并全天24小时为你提供支持。但这并不完全排除在其他地方分娩的可能性，重要的是与助产士讨论潜在风险，以及在关键时刻不能及时获得帮助的情况。如果你预计会有一个巨大儿，这一点就尤其重要了。英国育儿和分娩慈善机构（NCT）等组织非常热衷于促进自然分娩，有时准妈妈可能会因为无法进行完全自然、不干预的分娩而感到内疚，所以现实一点，并与专家讨论自然分娩的时间和地点很重要。此外，如果你之前做过剖宫产，你可能仍然可以自然分娩。剖宫产并不是下一次剖宫产的理由。

也许你的分娩经历和你所希望的不一样。这让人感到难以接受。因为妊娠期糖尿病，临产和分娩过程往往不能按计划进行。了解可能发生的事情可以帮助你做好准备。

我能在水中分娩吗？

在水中分娩是一种非常有益的体验，也是一种很好的镇痛方式。一些医疗中心确实会为怀孕期间患有糖尿病的女性提供水分娩，但这通常取决于医疗机构有无设备，并需要在分娩期间定期监测你的情况。其中一个关键的工具是胎心监护仪（CTG），它可以监测胎儿的心跳和子宫的收缩情况（它也被称为电子胎儿监测器）。它绑在准妈妈的腰上，帮助助产士观察胎儿在分娩时是否正常。然而，并不是所有的医疗机构都有一个防水的材料——或者它可能会被别人使用！因此，在分娩当天，你可能会发现没有水浴，或者是设备的缺乏使你无法水中分娩。总之，最好提前知道你的产科病房是否提供了这一设施。

胎儿需要什么时候娩出？

分娩时机是一个重要的问题。传统上认为，如果患有糖尿病的女性怀孕时间过长，就会增加发生并发症的风险，如难产（婴儿被卡住）和死产（后者与胎盘退化有关）。因此，通常倾向让胎儿早点出来，以避免这些不良后果发生的风险。

你的医疗团队会与你讨论如何在适当的时间制订

最佳的分娩计划。现在看来，在大多数医疗机构，如果你的妊娠期糖尿病处于稳定状态、没有并发症，并且仅通过饮食干预就能得到很好的控制，让你进入预产期（妊娠40周）是可以的。但不太可能让你一直等到妊娠41周。

然而，如果你的糖尿病控制有问题，正在服用药物或注射胰岛素，还有一种倾向是鼓励提前分娩，在37～38周通过引产或剖宫产（取决于具体情况和你的选择）把孩子生出来。如果有其他问题，如高血压或子痫前期或胎儿生长受限的证据，那么分娩计划可能会更早。

如果在妊娠37周前开始临产怎么办？

如果你是自然早产，医生可能会为你提供一系列治疗以推迟分娩。此外，如果胎儿早产，你应该使用类固醇。如第七章所述，类固醇用来帮助促进胎儿的肺部发育。同样的情况将适用于类固醇对血糖的影响，如果你正在使用胰岛素，可能需要增加胰岛素的剂量，并且更密切地监测血糖水平。

胎儿在分娩时如何进行监护?

用于监测胎儿的设备(CTG,在本章前面有描述)由两个传感器组成,它通过一条橡皮筋或其他材料绑在你的肚子上。这可以持续记录胎儿在分娩过程中的心率,也可以记录子宫收缩的时间。这用于指导你什么时候需要进行助产,确保宝宝不会受到伤害。

引产是什么意思?

这里的"引产"指人工诱发分娩。这是一个常见的过程,在英国,有五分之一的孕妇会这样做。通常在胎儿超过预产期未分娩或胎儿有一定的风险的情况下就会这样做。分娩前,由于没有自然临产,你可能需要人工剥膜的手法诱导子宫收缩来诱导临产。这是指助产士或产科医生在阴道检查时用手指在宫颈管底部转动,它有助于分离羊水与宫颈之间的胎膜,以此来刺激缩宫素的分泌。

如果该方法不成功,你将在产房进行引产,包括在阴道内放置一个特殊的片剂（阴道栓剂）或凝胶（内含前列腺素），以诱发子宫收缩，它有助于加速正常的分娩过程，但有时可能需要24小时才能开始有效果。

如果还是没有成功，那么你可能会接受人工破膜术。这种引产的方法是在阴道检查的过程中人为地使胎膜破裂、羊水流出（有时会使用一个小钩）。这样做可以刺激分娩的发作。

或者，如果你还是没有临产，那么可以通过静脉滴注将激素（称为合成缩宫素）输送到你的血液循环系统中，从而引起分娩发作。一旦临产，分娩就应该正常进行，但有时可能需要一段时间药物才能诱导出临产。

然而，由于子宫收缩的力量，引产可能会更痛苦，准妈妈可能更需要接受脊髓或硬膜外麻醉。

🗐 剖宫产手术是什么呢？

剖宫产是将胎儿取出来的手术。它用于正常分娩困难的情况下，比如说胎儿非常大、胎盘位置导致产道阻碍、胎儿体位倒转（臀位）或准妈妈有两次或两次以上的剖宫产的情况（在这种情况下有既往手术瘢痕破裂的风险）。

剖宫产需要在腹部和子宫的下半部分做一个切口，这通常是在半身麻醉（椎管内麻醉）下完成的，半身麻醉可引起下半身感觉消失。这次手术需要40～50分钟。产科医生会向你解释手术过程，在解释了风险和益处后取得你的正式同意。麻醉医生会给你一种局部麻醉剂来麻醉你的下半身。

剖宫产的并发症包括出血和感染，相比于阴道分娩，其恢复需要更长的时间，因为下腹壁的肌肉和瘢痕都需要愈合。在进行剖宫产前，有可能会放一根导尿管在膀胱里帮助你排尿，你也会得到常规的镇痛药。你可能会在分娩后在医院待上3～4天，而且好几周都不能开车。

分娩时会发生什么？

现在你正经历最后的难关，你会发现你需要更频繁地检测血糖水平，这是件很烦人的事。在确定临产期间，通常每30～60分钟会检测一次血糖水平，以确保其保持在安全水平——通常认为血糖值应低于7.0mmol/L。

这么做背后的原因是为了预防新生儿低血糖。一旦胎儿从妈妈体内的高血糖环境到外面的世界，婴儿就能不再获得妈妈体内的葡萄糖，那么婴儿可能突然遭受低血糖（婴儿将通过脐带分泌大量的自己的胰岛素对抗妈妈的高血糖），婴儿情况会变差。婴儿甚至可能需要被带到特殊护理婴儿病房接受葡萄糖治疗。

如果你的血糖水平持续大于7.0mmol/L，那么一般的管理方法是开始给你静脉滴注胰岛素，以控制血糖水平。

🖬 我的孩子出生后会检查他是否患有糖尿病吗？

婴儿将在出生后不久（通常在最初的4小时内）进行特殊的血糖测试，以确保血糖水平不会太低。医护人员会建议你在分娩后尽快（在前半小时内）开始喂养宝宝，然后每隔几个小时喂一次，以帮助宝宝的血糖水平保持在安全范围内。

如果我的宝宝有低血糖怎么办?

如果新生儿的血糖持续偏低,则可能需要通过一个特殊的喂食管或点滴进行喂食,以帮助其血糖水平达到正常。这可能是因为婴儿自己的胰岛素水平仍然偏高,以对抗来自妈妈的高血糖水平。少见情况下,严重的低血糖会导致新生儿患病。及时喂食和/或静脉注射葡萄糖溶液可以使婴儿的血糖水平恢复至正常范围。有时婴儿可能需要暂时去特殊护理婴儿病房,以确保他的身体健康。

孩子出生后我还会继续患妊娠期糖尿病吗

患有妊娠期糖尿病的准妈妈应该在分娩后的最初24小时内住院,以检查婴儿是否喂养良好,其血糖水平是否保持良好。

一旦你的宝宝出生、胎盘娩出,你的新陈代谢就会恢复正常,妊娠期糖尿病将在绝大多数女性中消失。

我需要继续服药吗？

在宝宝出生后，你可以停止使用治疗糖尿病所有的口服药或胰岛素。如果你一直在使用长效胰岛素，也许你的医疗团队会建议你在分娩前一晚不要服用（或减少剂量），以防止你出现低血糖！

我需要继续检测我的血糖水平吗？

在分娩后的24~48小时内，你的医疗团队将多次检查你的血糖水平，以确保其恢复正常（非妊娠期目标血糖值不那么严格），以确保一切平稳。

妊娠期糖尿病会妨碍我母乳喂养吗？

不会，应该没有问题。不过要记住保持你的食物摄入量，因为母乳喂养是一项要求很高的工作。

▣ 如果产后糖尿病没有消失怎么办?

不要惊慌。非妊娠状态下的糖尿病是另一回事。根据你的情况和你的血糖状态,如果你认为自己患有2型糖尿病,可以仅靠饮食和生活方式来控制,而不是药物治疗。一些患者确实患有未确诊的1型糖尿病,并在婴儿出生后仍然需要依靠胰岛素来控制血糖。如果糖尿病持续存在,那么你的医疗团队将确保你得到所有正确的治疗、健康宣教和随访。

▣ 孩子出生之后我需要再做一次葡萄糖耐量测试吗?

我们需要确保一旦宝宝出生,糖尿病就会完全消失。糖尿病学家仍在继续争论诊断糖尿病的最佳方法!

最新的NICE指南建议在出生后6~12周的某个时间点进行空腹血糖检查。检查空腹血糖(静脉抽血)比末梢血糖更准确地评估你的基线血糖水平,并能显示你是正常血糖、糖耐量受损(糖尿病前期),还是继续有高血糖和真正意义上的糖尿病。

　　通常情况下，你不会进行另一次口服葡萄糖耐量试验，尽管一些中心会这样做或者通过糖化血红蛋白检查来确认情况。

　　请确保自己没有错过后续的检查。照顾新生儿可能是一件让人筋疲力尽的事情，但重要的是要确认糖尿病已经消失，而且妈妈仍旧保持健康。

第九章　分娩之后

　　伊丽莎白感到如释重负。一个名叫罗宾的漂亮小女孩出生了，体重3.69公斤（8磅2盎司）。分娩过程漫长而辛苦，但没有任何并发症，一切都顺利进行。

　　她在分娩时确实打了点滴，但她知道这是意料之中的事。罗宾第一次进食后检测她的血糖水平显示正常，她看起来很高兴，还不时淌着口水，在伊丽莎白身上睡着了。

　　乔恩给伊丽莎白带来了一个惊喜，这是她渴望了几个月的东西——巧克力。她几乎吃了一整包，每一口都津津有味。GDM消失了，她恢复了正常——直到下一次妊娠。

◻ **我以后会再做糖尿病检查吗?**

是的。GDM是2型糖尿病的危险因素。目前的标准治疗是确保所有患有GDM的女性在产后6～12周接受糖化血红蛋白或空腹血糖检测,然后每年进行糖尿病筛查。图9-1显示了医生如何解读你的糖化血红蛋白或空腹血糖结果。

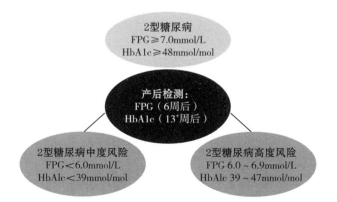

图9-1 分娩后GDM复查示意图

注:FPG,空腹血糖,经《英国糖尿病杂志》授权转载。

▢ 还有哪些类型的糖尿病？

1型糖尿病。这是由于自身免疫系统攻击胰腺，导致产生胰岛素的细胞几乎完全被破坏引起的。糖尿病的诊断应该在孕期很明确，但可能要到分娩后才会被确诊为1型糖尿病——宝宝已经出生了，但在没有使用胰岛素的情况下血糖仍然很高。如果1型糖尿病确诊，那么胰岛素治疗可能需要持续终身，因为没有它你会变得非常不适。

2型糖尿病。这是最常见的糖尿病，与胰岛素抵抗有关。它是由许多因素引起的，包括遗传、种族、BMI和生活方式。

多囊卵巢综合征（PCOS）。这通常与2型糖尿病有关，因为两者胰岛素抵抗的潜在机制类似。肥胖会让情况变得更糟，还会导致月经不调、毛发过多、雌激素和雄激素水平失衡。

继发类固醇性糖尿病。某些药物，如类固醇，会干扰身体处理碳水化合物的方式。如果你注意到血糖高或有糖尿病症状，可能是泼尼松龙或其他形式的类固醇（包括吸入剂）使情况变得更糟。

继发性糖尿病。如果胰腺受到某种形式的直接损伤，如创伤或手术、胰腺炎（由多种原因引起的胰腺炎症，包括酒精过量）或囊性纤维化，就可能发生继发性糖尿病。

单基因糖尿病。也被称为年轻人的成熟型糖尿病或MODY，当一个基因突变传递给下一代时就会引发这种罕见的糖尿病。有时会表现为2型糖尿病或被误认为1型糖尿病。其中一个关键因素是它有家族遗传的倾向。如果有两个或更多的一级亲属（父母或兄弟姐妹）在早期（35岁以下）患糖尿病，那么可能是遗传原因。需要注意的是空腹血糖水平持续升高（但饭后正常）、肾脏问题（如囊肿）或神经系统特征，如果这些合并存在，那么就该考虑此诊断。

当我以后计划怀孕时该怎么做？

你的医疗团队将确保你在未来进行糖尿病筛查，如果你怀孕了，你将从妊娠早期接受GDM检测。妊娠初期血糖正常，在妊娠期间每月要做一次检查，直到发现血糖异常。

　　同时，你的医疗团队还会给你一些生活方式方面的建议，比如帮助你改善饮食、保持健康的体重、定期进行有效的锻炼。如果你正在积极地备孕，那么建议每天摄入5毫克①的叶酸。

▫ 如何降低未来患妊娠期糖尿病的风险？

　　你可以通过做一些常识性的事情来降低未来患GDM的风险。这些事情很容易想到，但是一旦你有了孩子，就很难付诸实践了。因为有时你很难找到时间照顾自己。将GDM看作是对以后生活的一个警告，因为一些简单的改变就可以帮助你避免终身的问题。

- 每周运动5天，每天30分钟，如瑜伽、慢跑、游泳和经常散步。
- 吃得健康——减少进食量，选择健康食品，如高纤维、低糖、低脂肪的食物（希望现在你已

------

① 译者注：国内指南推荐叶酸摄入量为400μg。

经习惯看食物标签了）。这包括每天吃五份①水果和蔬菜。

- 停止吸烟。

- 怀孕期间避免体重过重，如果你超重，怀孕后应当减重。计算你的BMI，为自己设定一个目标体重。

有GDM病史的女性在分娩后只要达到理想体重，只有不到四分之一的人最终会发展成2型糖尿病。

🗒 我的宝宝会得糖尿病吗？

即使你在怀孕期间患有GDM，这也不会导致你的宝宝患糖尿病。但是，你的宝宝在以后的生活中患2型糖尿病的风险增高。随着孩子的成长，健康的家庭饮食、保持健康的体重和有规律的体育锻炼等积极的事情可以帮助降低患病风险。

如果新生儿体重偏大，那么他在童年和成年时肥

---

① 1份相当于拳头大小的分量。

胖的风险就更高。巨大儿患2型糖尿病的风险也更大，而且通常在更早的时候（30岁以下）就会患糖尿病。

▣ 产后我还需要做什么?

GDM女性分娩后的早期护理有一些需要特别注意的地方。如果你正在努力进行母乳喂养，不必太过担心，纯母乳喂养确实对宝宝的短期和长期健康有着深远的益处。同时，你应该避免选择增加葡萄糖不耐受风险的避孕方式。如果糖尿病在分娩后持续存在，那么你将得到关于非妊娠期血糖目标的信息，并定期检查你的血压、尿蛋白和胆固醇。

笔记　新的NICE指南NG3

此前，GDM的诊断和管理一直受到不同定义和管理方案的困扰。我们仍在不断研究治疗妊娠期糖尿病的最佳方法。目前仍存在一些未知因素，因此大多数诊疗建议都是基于最佳实践指南、常识和医疗安全规范。

2015年2月，最新的NICE指南发布了关于妊娠期糖尿病的管理规范。该指南中妊娠期糖尿病的诊断标准和治疗方案被引用进本书中所涉及的内容及其他一系列有用的建议中。例如，现在根据个人具体情况决定更灵活的分娩时机。

根据澳大利亚对孕妇进行的碳水化合物不耐受性研究表明，对GDM进行治疗可将围生期严重并发症的发生率从4%降低到1%，这可以使管理生前病房的临床医生们更加安心，也证实了一系列管理措施的临床作用。